中医历代名家学术研究丛书

主编 潘桂娟

Academic Research Series of Famous
Doctors of Traditional Chinese
Medicine through the Ages

"十三五"国家重点图书出版规划项目

郑旭锐 席莉 编著

李梴

U0308904

中国中医药出版社

·北 京·

图书在版编目（CIP）数据

中医历代名家学术研究丛书. 李梴 / 潘桂娟主编；郑旭锐，席莉
编著 . —北京：中国中医药出版社，2017.9
ISBN 978-7-5132-3671-3

Ⅰ . ①中… Ⅱ . ①潘… ②郑… ③席… Ⅲ . ①脏腑辨证—
临床医学—经验—中国—明代 Ⅳ . ① R249.1

中国版本图书馆 CIP 数据核字（2016）第 238993 号

中国中医药出版社出版

北京市朝阳区北三环东路 28 号易亨大厦 16 层
邮政编码 100013
传真 010 64405750
河北新华第二印刷有限责任公司印刷
各地新华书店经销

开本 880×1230 1/32 印张 6 字数 154 千字
2017 年 9 月第 1 版 2017 年 9 月第 1 次印刷
书号 ISBN 978 – 7 – 5132 – 3671 – 3

定价 45.00 元
网址 www.cptcm.com

社 长 热 线 010–64405720
购 书 热 线 010–89535836
侵 权 打 假 010–64405753

微信服务号 zgzyycbs
微商城网址 https://kdt.im/LIdUGr
官方微博 http://e.weibo.com/cptcm
天猫旗舰店网址 https://zgzyycbs.tmall.com

如有印装质量问题请与本社出版部联系（010 64405510）

项目来源及国家重点图书出版计划

2005 年度国家"973"计划课题"中医理论体系框架结构与内涵研究"（编号：2005CB532503）

2009 年度科技部基础性工作专项重点项目"中医药古籍与方志的文献整理"（编号：2009FY120300）子课题"古代医家学术思想与诊疗经验研究"

2013 年度国家"973"计划项目"中医理论体系框架结构研究"（编号：2013CB532000）

国家中医药管理局重点研究室"中医理论体系结构与内涵研究室"建设规划

"十三五"国家重点图书、音像、电子出版物出版规划（医药卫生）

前言

中医理论肇始于《黄帝内经》《难经》，本草学探源于《神农本草经》，辨证论治及方剂学发轫于《伤寒杂病论》。在此基础上，历代医家结合自身的思考与实践，提出独具特色的真知灼见，不断革故鼎新，充实完善，使得中医药学具有系统的知识体系结构、丰富的原创理论内涵、显著的临床诊治疗效、深邃的中国哲学背景和特有的话语表达方式。历代医家本身就是"活"的学术载体，他们刻意研精，探微索隐，华叶递荣，日新其用。因此，中医药学发展的历史进程，始终呈现出一派继承不泥古、发扬不离宗的繁荣景象。

中国中医科学院中医基础理论研究所，自2008年起相继依托2005年度国家"973"计划课题"中医学理论体系框架结构与内涵研究"、2009年度科技部基础性工作专项重点项目"中医药古籍与方志的文献整理"子课题"古代医家学术思想与诊疗经验研究"、2013年度国家"973"计划项目"中医理论体系框架结构研究"，以及国家中医药管理局重点研究室"中医理论体系结构与内涵研究室"建设规划，联合北京中医药大学等16所高等院校及科研和医疗机构的专家、学者，选取历代具有代表性或学术特色突出的医家，系统地阐释与解析其代表性学术思想和诊疗经验，旨在发掘与传承、丰富与完善中医理论体系，为提升中医师理论水平和临床实践能力和水平提供参考和借鉴。本套丛书即是此系列研究阶段性成果总结而成。

综观历史，凡能称之为"大医"者，大都博览群书，学问淹博赅洽，集百家之言，成一家之长。因此，我们以每位医家独立成书，尽可能尊重原著，进行总结、提炼和阐发。此外，本丛书的另一个特点是，将医家特色学术观点与临床实践相印证，尽可能选择一些典型医案，用以说明理论的实践价值，便于临床施用。本丛书现已列入《"十三五"国家重点图书、音像、电子出版物出版规划》中的"医药卫生"重点图书出版计划，并将于"十三五"期间完成此项出版计划，拟收载历代102名中医名家，总字数约1600万。

丛书各分册作者，有中医基础学科和临床学科的资深专家、国家及行业重点学科带头人，也有中青年教师、科研人员和临床医师中的学术骨干，分别来自全国高等中医院校、科研机构和临床单位。从学科分布来看，涉及中医基础理论、中医各家学说、中医医史文献、中医经典及中医临床基础、中医临床各学科。全体作者以对中医药事业的拳拳之心，共同努力和无私奉献，历经数年成就了这份艰巨的工作，以实际行动切实履行了传承、运用、发展中医药学术的重大使命。

在完成上述科研项目及丛书撰写、统稿与审订的过程中，研究团队暨编委会和审订委员会全体成员，精益求精之心始终如一。在上述科研项目负责人、丛书总主编、中国中医科学院中医基础理论研究所潘桂娟研究员主持下，由常务副主编张宇鹏副研究员、陈曦副研究员及各分题负责人——翟双庆教授、刘桂荣教授、郑洪新教授、邢玉瑞教授、钱会南教授、马淑然教授、文颖娟教授、陆翔教授、杨卫彬研究员、崔为教授、柳亚平副教授、江泳副教授、王静波博士等，以及医史文献专家张效霞副教授，分别承担或参与了团队的组织和协调，课题任务书和丛书编写体例的起草、修订和具体组织实施，各单位课题研究任务的落实和分册文稿编写和审订等工作。编委会还多次组织工作会议和继续教育项目培训，组织审订委员会专家复审和修订；最终由总主编逐册复审、修订、统稿并组织作者再次修订各分册文稿。自 2015 年 6 月开始，编委会将丛书各分册文稿陆续提交中国中医药出版社，拟于 2019 年 12 月之前按计划完成本套丛书的出版。

2016 年 3 月，国家中医药管理局颁布了《关于加强中医理论传承创新的若干意见》，指出"加强对传承脉络清晰、理论特色鲜明的古代医家的学术思想研究，深入研究中医对生命、健康与疾病认知理论，系统总结中医养生保健、防病治病理论精华，提升中医理论指导临床实践和产品研发的能力，切实传承中医生命观、健康观、疾病观和预防治疗观"。上述项目研究及丛书的编写，是研究团队对国家层面"加强中医理论传承与创新"号召的积极响应，体现了当代中医学人敢于担当的勇气和矢志不渝的追求！通过此项全国协作的系统工程，凝聚了中医医史、文献、理论、临床研究的专门人才，培育了一支专业化的学术队伍。

在此衷心感谢中国中医科学院及其所属中医基础理论

研究所、中医药信息研究所、研究生院，以及北京中医药大学、陕西中医药大学、山东中医药大学、云南中医学院、安徽中医药大学、辽宁中医药大学、浙江中医药大学、成都中医药大学、湖南中医药大学、长春中医药大学、黑龙江中医药大学、南京中医药大学、河北中医学院、贵阳中医药大学、中日友好医院等16家科研、教学、医疗单位，对此项工作的大力支持！衷心感谢中国中医药出版社有关领导及华中健编审、伊丽紫博士及全体编校人员对丛书编写及出版的大力支持！

本丛书即将付梓之际，百余名作者感慨万千！希望广大读者透过本丛书，能够概要纵览中医药学术发展之历史脉络，撷取中医理论之精华，传承千载临床之经验，为中医药学术的振兴和人类卫生保健事业做出应有的贡献！

由于种种原因，书中难免有疏漏之处，敬请读者不吝批评指正，以促进本丛书不断修订和完善，共同推进中医药学术的继承与发扬！

《中医历代名家学术研究丛书》编委会

2016年9月

凡
例

一、本套丛书选取的医家，均为历代具有代表性或特色学术思想与临床经验的名家，包括汉代至晋唐医家 6 名、宋金元医家 18 名、明代医家 25 名、清代医家 46 名、民国医家 7 名，总计 102 名。每位医家独立成册，旨在对医家学术思想与诊疗经验等内容进行较为详尽的总结阐发，并进行精要论述。

二、丛书的编写，本着历史、文献、理论研究有机结合的原则，全面解读、系统梳理和深入研究医家原著，适当参考古今有关该医家的各类文献资料，对医家学术思想和诊疗经验，加以发掘、梳理、提炼、升华、概括，将其中具有理论意义、实践价值的独特内容阐发出来。

三、丛书在总体框架上，要求结构合理、层次清晰；在内容阐述上，要求概念正确、表述规范，持论公允、论证充分，观点明确、言之有据；在分册体量上，鉴于每个医家的具体情况不同，总体要求控制在 10 万～20 万字。

四、丛书每一分册的正文结构，分为"生平概述""著作简介""学术思想""临证经验"与"后世影响"五个独立的内容范畴。各分册将拟论述的内容按照逻辑与次序，分门别类地纳入以上五个内容范畴之中。

五、"生平概述"部分，主要包括医家姓名字号、生卒年代、籍贯等基本信息，时代背景、从医经历以及相关问题的考辨等。

六、"著作简介"部分，逐一介绍医家的著作名称（包括现存、已经亡佚又经后人辑复的著作）、卷数、成书年代、主要内容、学术价值等。

七、"学术思想"部分，分为"学术渊源"与"学术特色"两部分进行论述。前者重在阐述医家之家传、师承、私淑（中医经典或前代医家思想对其影响）关系，重点发掘医家学术思想的历史传承与学术渊源；后者主要从独特的学术见解、学术成就、学术特点等方面，总结医家的主要学术思想特色。

八、"临证经验"部分，重点考察和论述医家学术著作中的医案、医论、医话，并有选择地收集历代杂文笔记、地方志等材料，从中提炼整理医家临床诊疗的思路与特色，发掘、总结其独到的诊治方法。此外，还根据医家不同情况，以适当方式选录部分反映医家学术思想与临证特色的医案。

九、"后世影响"部分，主要包括"学术影响与历代评价""学派传承（学术传承）""后世发挥"和"国外流传"等内容。其中，对医家的总体评价，重视和体现学术界共识和主流观点，在此基础上，有理有据地阐明新见解。

十、附以"参考文献"，标示引用著作名称及版本。同时，分册编写过程中涉及的期刊与学位论文，以及未经引用但能体现一定研究水准的期刊与学位论文也一并列出，以充分体现对该医家研究的整体状况。

十一、附以丛书全部医家名录，依照年代时间先后排列，以便查检。

十二、丛书正文标点符号使用，依据《中华人民共和国国家标准标点符号用法》（GB/T 15834–2011）。医家原书中出现的俗字、异体字等一律改为简化正体字，个别不能对应简化字的繁体字酌予保留。

《中医历代名家学术研究丛书》编委会

2016 年 9 月

内容提要

　　李梴，字健斋，生活于明代嘉靖至万历年间，江西南丰人，为江西历史上十大名医之一，著有《医学入门》，学术影响深远。李梴将养生之道归于平易，强调保养之道存乎心，饮食起居须有节。李梴重视脏腑理论，对脏腑属性、"五脏穿凿"之说等深有体会，提出五脏互涵、邪自互入的观点，总结脏腑的证治规律；临床重视脉诊，崇尚上古诊法，专立妇人脉法；提倡针道之说，总结子午八法和神针大要；基于临床实践，总结杂病诊治提纲；在本草学方面，突出药性，强调配伍，类分本草等，均颇具特色。本书内容包括李梴的生平概述、著作简介、学术思想、临证经验、后世影响等。

李梴，字健斋，生活于明代嘉靖至万历年间，江西南丰人，为江西历史上十大名医之一。李梴以儒而兼医，所著《医学入门》，内容医文并茂，医理寓于诗词歌赋，极大地方便初学者，是一部较好的医学门径之书。其内容全面，说理甚明，诸多学术主张对后世医家产生了深刻的影响。

李梴在学术上也多有独到之处。如其将养生之道归于平易，强调保养之道存乎心，饮食起居须有节；重视脏腑理论，对脏腑属性、"五脏穿凿"之说等深有体会，提出五脏互涵、邪自互入，总结脏腑证治规律；临床重视脉诊，崇尚上古诊法，专立妇人脉法；提倡针道之说，总结子午八法和神针大要；基于临床实践，总结杂病诊治提纲；在本草学方面，突出药性，强调配伍，类分本草等，均颇具特色。

笔者通过中国知网、万方数据库，检索 1980～2011 年间有关李梴的学术论文，共计 51 篇。其中，期刊论文 34 篇，学位论文 17 篇，但未见专门研究其学术思想的专著。现代以来，有关李梴的学术研究主要集中在脏腑学说及针灸、养生等方面。

本次整理研究，以 1995 年商务印书馆出版的《医学入门》为蓝本，对其进行了深入研读。在学术思想方面，总结了李梴对历代医学姓氏、方剂名称、天地人物气候相应的认识，以及其对脏腑学说、观形察色问证、诊脉观点、养生思想、本草学思想等的认识；在临证经验方面，主要阐述了李梴运用针灸诊治疾病，以及对妇科、儿科、外科、内科常见病的诊疗特色，并列举上百个临床常用的针灸穴位，尤其对五输穴、八脉交会穴做了重点的论述。此外，李梴创立了多元阴阳迎随补泻法，发展了传统的补泻理论，特别是杂病穴法歌，流传甚广，影响较大。本书中还阐明了《医学入门》简要实用的特点及其对医学普及的促进作用，同时，指出其养生、医德学说对后世的深刻影响。

在此衷心感谢参考文献的作者及支持本项研究的各位同仁!

陕西中医药大学　郑旭锐　席莉

2015 年 6 月

目录

李梴

生平概述

李梴，字健斋，生活于明代嘉靖至万历年间，江西南丰人，为江西历史上十大名医之一，著有《医学入门》，学术影响深远。后世医家将李梴与陈自明、崔嘉彦、严用和、危亦林、龚廷贤、龚居中、喻昌、黄宫绣、谢星焕等并称为江西历史上的十大名医。

一、时代背景

李梴所处的时代为明代嘉靖至万历年间，此时的政治、经济、思想及社会风尚等方面都发生了一些变化。如政治领域，嘉靖至万历时期长达百年的时间内，明代传统政治的惯性依然发挥着主要作用，但也有些显著的政治变革现象，"大礼仪"重新恢复明代政治秩序，张璁开启了"嘉隆万大变革"，张居正继承了这一变革并将之终结；经济领域，表现为农业种植商品化，传统的以农业为主的经济结构发生了新的变化，工商业的比重逐步加大；思想领域，程朱理学的没落和心学的崛起给人民带来了思想意识方面的大解放；社会风尚、社会结构发生了某些新的变化，商品货币经济得到迅速发展，这些都要求有新的风尚体系与之配合和照应。以上这些对传统和等级社会礼制原则的突破和反抗，或多或少都影响着这一时期文学和医学的发展。

明代设有医生考选制度，而且考选制度非常严格。如嘉靖六年（1527）礼部尚书等提出对医生的考选问题，认为录用医生限于世医一途，使天下虽有卢扁、仓公也无法选用，使太医院成为庸医栖身之所，于是主张由单纯世医制扩大为考选制。不是世医精通医术者，听其应试，试高考入籍而复其世业，不通医术者不被录用；现任医官，由礼部考其医术，以定升迁降黜。明代除世医承继以培养医生外，官方医学教育也占有重要地位。明代非常注重医生的继续教育，充任医士、医生后，还要继续学习专科并参加考试。如嘉靖二十八年（1549）规定：考试成绩一等者，原为医生者可充任医士，医士无冠带者，给予冠带；原在内殿供事支俸且有冠带者，酌升俸一级；若内殿缺人，太医院依不同专科依次呈报礼部，送内殿供事。考试成绩二等者，原为医生者与充医士；医士无冠带者，给予冠带；原在内殿供事者，不准继续供职，只能在太医院当差。由此可以看出当时对医疗的重视程度。

明代对地方医学教育也比较重视。弘治十七年（1506）规定：府、州、县均设医学，主管地方各级医药行政和医学教育，府设正科 1 人为从九品，州与县的医官均未入流（万历中始改为从九品）。地方医学教育在全国普遍设立。新设州县，除设立儒学和阴阳学外，均设有医学。这在一定程度上促进了地方医学教育的发展。除此之外，明代还重视民间医学教育，主要采用家传或师徒传授的形式。

明代的这种制度造就了不少医学世家，使医学世代相传；不少世医将自己的经验编写成简易实用的医学读物，作为教材教授子弟。17 世纪多种此类医书刊行，起着传播和普及医学知识的作用，对提高医生的素质很有帮助。李梴就出生在这样一个重视医疗，有严格的医生考选制度，重视医生的继续教育及重视民间医学教育的年代，其年少时因患病立志学医，搜拣古今，博学深思，勤于实践，终于成为名医。

二、生平纪略

李梴青年时聪明过人，但他并不慕荣利，致力研究医学，博览群书，医学理论渊博，临床经验丰富，疗效卓著，曾行医于江西、福建两省，声望甚高，赢得了病家的高度赞誉。

李梴晚年因感初学者苦无门径可寻，乃收集医书数十家，"论其要，括其词，发其隐而类编之"（《医学入门·卷首》），著成《医学入门》，并于明万历三年（1575）刊行于世。全书分内外集，自谓"医能知此内外门户，而后可以设法治病，不致徇象执方，夭枉人命"（《医学入门·卷首》），故题名《医学入门》。全书共8卷，内容包括中医医史、医学哲学、经络、脏腑、诊断、针灸、本草、方剂、临证各科疾病的病因病机和证治，以及医德方面的论述等。书中医理皆以歌诀配以阐释的形式编写，歌诀纲目清晰，阐释广采博收，便于记忆和学习。

李梴以儒而兼医，所著《医学入门》，内容医文并茂，寓医理于诗词歌赋之中，极大地方便了初学者，是一部较好的医学门径之书。因此，《医学入门》屡经翻刻，流传甚广。因其内容全面，说理甚明，诸多学术主张对后世医家产生了深刻的影响，故被认为是学习中医的最佳读本之一。

李梴将养生之道归于平易，强调保养之道存乎心，饮食起居须有节。其重视脏腑理论，对脏腑属性、"五脏穿凿"之说等深有体会，提出五脏互涵、邪自互入的观点，总结脏腑证治规律；临床重视脉诊，崇尚上古诊法，专立妇人脉法；提倡针道之说，总结子午八法和神针大要；无论外感、内伤，均全面把握，基于临床实践总结杂病诊治提纲；在本草学方面，参考张元素之学，突出药性，强调配伍，类分本草等，均颇具特色。

李梴的《医学入门》于江户时期传入日本，受到道三学派古林见宜（1579—1657）的重视。古林见宜的弟子松下见林，在《古林见宜传》谓："先生尝阅《医学入门》，以为医学广大宏博，无有津涯，故不知李梴《医学入门》取其急切需要者编纂之。初学者得此如无玩心，足以得入其门，庶几可得尽其医道，先生亲自纂集，要谷口正求大字缮写上梓，以便习诵。"本书在日本流传甚广，评价很高。时人谓不读一遍不足以为俗医，读一遍始可为小医，太医应以此为阶梯而登《素问》《难经》、本草大雅之堂。

李梴

著作简介

　　《医学入门》，成书于明万历三年（1575），共计9卷。首卷载医学略论、医家传略、经穴图说及运气、保养等问题。卷一叙述经络、脏腑、诊法、针灸等内容。卷二和卷三为本草专论，主要叙述六气为病及疮门用药。卷四至卷八叙述外感、内伤、内科杂病，以及妇、儿、外各科的证治、用药和急救方。卷末附有"习医规格"一篇。此外，书中还搜集历代名医姓氏两百余人。本书简明实用，为读者所推崇，流传较广，曾流传到日本、越南等，现有多种版本行世。

　　李梴编写本书的目的，是为了方便初学者学习医学。书中说："一因病陟医，苦无统要入门，叔和《脉诀》、东垣《药性》《编注病机》《医方捷径》《医学权舆》，非不善也，然皆各自成帙，有所不便；《伤寒论》《活人书》《百问歌》，非不美也，然非幼读不能成诵；《医经小学》法全辞略，真可以入门也，而《局方》又有所未备，且意太简古，学人亦难了悟。是以少瘥，将前数书合并成帙，中分内外。内集详于运气、经络、针灸、脉、药，外集详于温暑、伤寒、内伤、杂病、方论。医能知此内外门户，而后可以设法，治病不致徇象执方，夭枉人命，故题之曰《医学入门》。"

　　《医学入门》的内容，有以下三个特点：

　　其一，《医学入门》以《医经小学》为主要蓝本，并加以充实、编纂，以歌赋的形式写作而成。《医经小学》是明代初年吴陵人刘纯所撰，全书共计6卷，分本草、脉诀、经络、病机、治法、五运六气等六门。该书上取《内经》《难经》、张仲景、王叔和之论，下辑刘完素、张子和、李东垣、朱丹溪等家之说，撮其精华，文字简约，便于记诵，适合初学之用，故名

《医经小学》。李梴在该书基础上，补充了各家之说，使全书内容较刘纯的《医经小学》更为丰富、充实，更适合初学医者入门之用。诗词歌赋，是有音韵、有节律的文学体裁，读起来抑扬顿挫，有节奏感，能够强化人们的记忆。李梴以儒而兼医，全书内容医文并茂，寓医理于诗词歌赋之中，极大地方便初学者，所以后世医家称赞《医学入门》是一部比较好的医学门径之书。

其二，《医学入门》是将多种古人著作重新合并分类，提取其精华而成，即"博采诸家之说于前，而附以己意断之于后"。故书中之论，皆有所本。

其三，《医学入门》昌明医德，以"习医规格"树楷模。在《医学入门》书成之日，李梴为了继承发扬古代医家的优良医德传统，特为门人写了一篇关于医德的论文——习医规格，附于卷末。文中着重论述了医生的业务学习和品德修养等问题，首先指出医生要"读书明理"，才不致"庸俗昏昧"；要坚持学习，养成每天读书的习惯，做到熟读深思，如果稍有疑难，则检阅古今名家方书，以广见闻，或就有德高明之士，委曲请问；要做到一专多能，专小科，则亦不可不读大科，专外科，则亦不可不读内科。其次谈到医生在临证时，要"从头至足……逐一详问……必须仔细察脉"；"诊后对病家言必以实，或虚或实，可治、易治、难治，如有察未及者，直令帮助，不可牵强文饰"；对待病人要谦虚谨慎，严肃认真，"务宜从容拟议，不可急迫激切"；处方用药，"根据古成法，参酌时宜、年纪与所处顺逆及曾服某药否？……虽本于古而不泥于古……用药之际，尤宜仔细"；还特别强调指出，对病家"不可过取重索……如病家赤贫，一毫不取，尤见其仁且廉也"。最后提出医生的职业道德标准，一言以蔽之曰："不欺而已矣。读《入门》书而不从头至尾灵精熟得一方一论，而便谓能医者，欺也；熟读而不思悟融会贯通者，欺也……诊脉而不以实告者，欺也；论方用药，潦草而不精详者，欺也；病愈后而希望贪求，不脱市井风味者，欺也；屡用屡验，而心有所得，不纂集以补报天地，公于人人者，亦欺也。欺则良知日以蔽塞，而医道终失；不欺则良知日益发扬，而医道益昌。"李梴这篇论述，为昌明医德树立了楷模，至今仍有一定的教育意义。

李梴

学术思想

一、学术渊源 🐦

李梴撰写《医学入门》，以《医经小学》为蓝本，并在此书的基础上，遍采诸家学说，辅以自己的认识。

一是补充各家之说，如朱丹溪、张仲景、刘完素、危亦林、陶华等各家学说。

二是分类编纂，将全书分为经络、脏腑、针灸、本草、杂病、伤寒、妇人病、小儿病、外科病、内科病等几部分论述。《医学入门》中，在归纳历代医家时，按《医林史传》《外传》及《原医图赞》而类编。脏腑论源自《内经》《难经》。如其在脏腑章节中说："观《素》《难》所论脏腑，分阴分阳，而脾胃其中之太极矣乎！"本草一章的观点，源自《释药》《大观》《尔雅》《博物志》。如其在阐述菊花时说："《尔雅》云：鞠如聚金不落。花，蕚也，后凡言花者，仿此，无毒。可升可降，阴中阳也。主诸风湿痹，腰痛去来，四肢游风，皮肤死肌。治头风眩痛，两目欲脱泪出。去翳养血，明目要剂也。又宽胸膈烦热，止心痛。"其论述玄明粉时指出，《释药》云："玄门中多用之。以明莹者为上，太阴之精华，水之子也，阴中有阳之药也。"

三是将多种古人著作重新合并分类，提取其精华。李梴撰写《医学入门》，博采诸家之说于前，而附以己意断之于后，故书中之论，皆有所本。如论经络，则本《明堂孔穴》；论运气，则据《素问》《灵枢》及各家名言；论脏腑，则遵《素问》《难经》，兼采华佗《内照》等书；论形色脉诀，则从《素问》《难经》《医经小学》《脉经》《脉图》《脉决》之说；论本草，则用《医经小学》及《捷径》《释药》《集韵》等，更采《集要》等书注其未备；暑温全宗刘完素《原病式》；伤寒以陶华《伤寒六书》为主，参考《伤寒论注》及《伤寒活人书》等；内伤疾病以东垣为法；杂病按危亦林《世医得效方》及丹溪治杂病之法；女科以《妇人良方》为本；小儿科以《仁斋小儿方论》为主，并《安老怀幼书》，痘疹以《医学正传》为要；外科则宗《外科枢要》等。

同时，《医学入门》中，对于"血肉之心"与"神明之心"的论述，也源于前贤诸家。如古人认识脏腑，其初始本意是为实体脏器。《礼记·月令》与《吕氏春秋》均记载了用五脏祭祀的活动，其所谈虽是用牲畜之脏腑，但所言五脏之肝、心、脾、肺、肾等均是指实体脏器，这一点是毫无疑问的。作为中医经典著作的《内经》与《难经》，也记载了大量有关脏腑的内容，其中许多是对脏腑位置、大小、形态的描述。但由于当时科技水平的限制，解剖术较为粗疏，还缺乏从微观探讨人体脏腑组织的手段，而为了解释并解决人体发生的众多病变，适应医学的发展，古代医家便从能用肉眼直接观察到的人体外在的表现及功能活动（"表象"）入手，运用当时的哲学思想，如精气学说、阴阳五行、易象思维等，去探讨人体。这些实际上正是古人从实体脏腑转而建立藏象系统（非实体脏器）的内、外部原因。正如范文澜《中国通史》所云："战国医学家知道从解剖求病理，确是找到发展医学的道路。不过，当时的解剖术很粗疏，要说明病理，不得不采取阴阳五行说。"即脏腑的概念由实体转向了非实体，其中心的概念也从解剖实体转换为人之神明这一非实体，用心指代人的精神意识活动。其后，南宋道家余洞真《悟玄篇·玄关一窍》云："玄关一窍者，乃一身总要之关也，此窍者即心中之心是也。其心非肉心，乃心中之主宰，一身万事之神也。"明代哲学家王守仁《王文成公全书·卷三·传习录下》亦云："心不是一块血肉，凡知觉处便是心。"以上均将主神明之心与肉体之心作了区分。李梴结合以上各家之说，从医学角度认识到了解剖之心与神明之心的区别，其论与之相合，可以说是对医学的一个贡献。

此外，李梴融合各家之说，在针灸方面也提出了自己的见解。如李梴的针灸临证经验，源于何若愚及席弘针派，在何若愚的迎随补泻之上，创多元阴阳迎随补泻法；在师承庐陵欧阳氏的经验基础上，对窦默手指补泻十四法与烧山火、透天凉、龙虎交战等多种针法进行阐释和改进，方便后学者掌握和应用；其灸法继承孙思邈的理论，结合民间方法而创。李梴博采众长并通过临床实践加以改进和提炼，形成了独特的理论观点。

二、学术特色

（一）阐释脏腑

《医学入门》中"脏腑"一节，分"总论"与"条分"两个部分，系统地论述了脏腑的功能、常见病证及治法。所论条目分明，较有层次，为中医学脏腑理论的系统化做出了贡献，基本上达到了使人学医"入门"之目的。"总论"汇集了脏腑的功能、主病、数目等各家看法，并进行了分析；"条分"则对各脏腑的功能、解剖、病变、用药、养生注意点进行了说明。每一脏腑之下，均依据前人之论述与经验详列其虚实寒热病证，并列出相应的治疗药物，使习医者便于理解和掌握，临证则可有的放矢。归纳起来有以下几点：

1. 论心有别

在论脏腑的章节中，李梴提出"解剖之心"与"神明之心"是有区别的。如其说："心为一身之主，君主之官。有血肉之心，形状如未开的莲花，居肺脏之下肝脏之上。为神明之心，神为气血所化，生之本，万物由之盛长，不着色象，谓有何有？谓无复存，主宰万事万物，虚灵不昧是也。"

2. 论心包络

李梴在排列脏腑时未列心包络而是列了命门。其在《医学入门·卷一·脏腑》中提出，"心包即命门，其经手厥阴，其腑三焦，其脏心包络，其部分在心下横膈膜之上，竖斜膈膜之下，与横膜相粘。其处黄脂漫包者，心也。其漫脂之外有细筋膜如丝，与心肺相连者，此胞络也"。在命门病证中云："风则肘臂挛急，腋下肿红；气则胸膈支结，胁不舒太。""血衰面黄，而心下崩且烦。"李梴在注文中解释云："心包支脉循胸，出胁，下腋三寸，上抵腋下，下循臑内，行太阴少阴之间，入肘中下臂，行两筋之间。""心包脉起于胸中下膈，循历络三焦，故病有胸病及息贲者。""盖悲哀则心系急，肺布叶举，而上焦不通，荣卫不散，热气在中，故包络绝而阳气内鼓动，发则心下崩数溲血也。"很显然，李梴认为心包络就是命门。

心包络，《内经》称其为十二脏腑之一，作为脏腑而言，其功能仅起代心行令、代心受邪、保护心的作用。正如《灵枢·邪客》所云："故诸邪之在于心者，皆在于心之包络。"如《素问·刺法论》所言："膻中者，臣使之官，喜乐出焉，可刺心包络所流。"除此并无其他特殊功能。因此，中医学家在论述各脏腑功能时，大多把它放入心中讨论，认为它只是心的一个附属器官。而由于经脉学说的需要，一条经脉要配属一个脏腑，正如《灵枢·海论》所云"十二经脉者，内属于腑脏，外络于肢节"，同时也为了满足经脉表里相配、脏腑相合的关系，心包络又被列为脏之一，经脉为手厥阴经，而与手少阳三焦经相合，也解决了三焦为"孤腑"的问题。这种理论在中医学术界已得到公认。而李梴将心包络指为命门，故可以说这是一种创新观点，既丰富了命门学说的内容，又解决了心包络称为脏却与其他五脏的重要程度不能平列等诸多问题。但李梴的这一观点，也仅是各家学说中的一种，并未得到中医学术界的认可，尚有待于进一步研究。

3. 左肾右命门说

命门，始见于《灵枢·根结》所云："命门者，目也。"其后《难经·三十九难》创立了中医学的命门学说，提出："肾两者，非皆肾也，其左者为肾，右者为命门。命门者，诸精神之所舍，原气之所系也，故男子以藏精，女子以系胞。""左肾右命门"之说，对后世具有相当的影响。但到了明代，许多医家并不赞同其说，唯有薛己（1486—1558）及李梴等继承了《难经》之论。其中，李梴《医学入门》刊于 1575 年，又在薛己之后，对命门的部位及功能做了进一步的发挥。如《医学入门·卷一·脏腑》云："命门下寄肾右，而丝系曲透膀胱之间，上为心包，而膈膜横连脂漫之外。配左肾以藏真精，男女阴阳攸分，相君火以系元气，疾病死生是赖。"李梴认为，命门寄于右肾，与膀胱、子宫相连，具有藏精、受胎、主生殖之功能。李梴还进一步发挥说："心包即命门，其经手厥阴，其腑三焦，其脏心包络，其部分在心下横膈膜之上。"即他认为，命门也包括了古人所称的"心包络"之功能，故而在论述命门病证时，也将原属心包经的病变纳入其中。李梴还指出，命门为相火之脏，主持人体元气，因此为医家诊治的重点。故其云："凡病虽危，命脉有神者生，命脉无神者死。"若此，命门虽寄于右肾，但与左肾为配成之官，上至于心，下至于膀胱、子宫，为相火之脏，具有主持人体元气、藏精、主生殖之功。这一认识，不仅继承了《难经》"左肾右命门"之说，而且有了较多发挥，赋予了命门新的含义，在明代医家虞抟（1438—1517）、孙一奎（1522—1619）、张介宾（1563—1640）、赵献可（1573—1644）等将命门认为居于肾间、为肾间动气君火等诸说之中，也可谓独树一帜，丰富了肾命学说的内容。

4. 三焦配命门

李梴认为，三焦有名无形，无形而有用，其功能主气主食主便，发无根之相火而游行诸经，具有升中清、降下浊、养精神、柔筋骨之功，力主三焦为上、中、下三焦，包容十二脏腑以至全身之说，故其言："观三焦妙用，而知脏腑异而同、同而异，分之则为十二，合之则为三焦。"李梴的这些观点，可以说是深谙《灵枢·营卫生会》"上焦如雾，中焦如沤，下焦如渎"，以及《难经·三十八难》"有原气之别焉，主持诸气，有名无形，其经属手少阳"和《难经·六十六难》"三焦者，原气之别使也，主通行三气，经历于五脏六腑"之经旨。另外，李梴将《难经》中"三焦者，原气之别使"的功能进一步发挥，称"约而言之，三焦亦一焦也。焦者，元也，一元之气而已矣"。他认为，全身脏腑之所以归属于三焦、本于三焦，全在于三焦主持元气之功，即所谓"焦者，元也，一元之气而已矣"。也正因为如此，脏腑间不仅存在着表里配合关系，而且各脏腑之间也存在着互通关系，即"心与胆相通，肝与大肠相通，脾与小肠相通，肺与膀胱相通，肾与三焦相通，肾与命门相通，此合一之妙也"。

由于三焦、命门的特殊性，故李梴认为二者虽均非"正脏""正腑"，但二者相合则成十二脏腑之数，正如其所云"命门，即右肾，言寄者，命门非正脏，三焦非正腑也""命合三焦"。虽然李梴将命门与三焦相配，但在应用上仅将"血衰面黄，而心下崩且烦"之病机用此解释，且这里的命门用的又是心包络的概念。

此外，李梴在脏腑与脉位的配属上，提出"肾合膀胱，左尺之脉纯乎水；命合三焦，右尺之脉纯乎火"，即将命门与三焦相合；在三焦功能与病变的论述中，主要将下焦与肾、命门结合阐述，而中、上二焦则较少涉及。因此可以说，李梴虽然名义上将命门与三焦相合，但在具体运用上则阐发不多。

5. 新解"凡十一脏取决于胆"

"凡十一脏取决于胆"，出于《素问·六节藏象论》。各医家对此论的认识，可谓百花齐放、仁智互见。李梴主要从胆主火之游行、主荣卫之运行立论，以阐发胆对其他脏腑的作用。如其云："脏腑之散殊如此，然岂无其要乎！经曰：凡十一脏皆取决于胆。盖风寒在下，燥热在上，湿气居中，火独游行其间，以主荣卫而不息，火衰则为寒湿，火盛则为燥热，故曰中正之官，决断出焉。"又云："荣卫虽主于肺，而其流行则又主于胆也，故胆气始于子云。"这种认识可谓标新立异，较其他各家有很大不同。

6.论脏腑别通

书中首先记载了脏腑别通的相关理论：心与胆相通，心病怔忡，宜温胆为主；胆病战栗癫狂，宜补心为主。肝与大肠相通，肝病宜疏通大肠，大肠病宜平肝经为主。脾与小肠相通，脾病宜泻小肠火，小肠病宜润脾土为主。肺与膀胱相通，肺病宜清利膀胱水，膀胱病宜宣肺气为主，兼用吐法。肾与三焦相通，肾病宜调和三焦，三焦病宜补肾为主。

（二）类分药物

李梴对本草做了详细的论述，包括药名、五味、功效。他认为，草木良毒各异，未达其性勿尝。药物都有自己的功效，用的恰当则灵。如试嚼乌梅，遽齿酸而津溢；才吹皂角，立鼻嚏以气通；唼辣芥则泪垂，啮花椒而气闭；阴胶知内疽所在，硝末救脑痛欲亡。囊皱溺多，夜煎草；体寒腹大，全赖鸼；龟尿解噤，鼠骨生牙；磁石引针，琥珀拾芥；鸾胶续剑，獭胆分杯；血投藕而不凝，漆得蟹而自散；葱液可以熬桂作水，蟾膏乃能软玉如泥等。每用单行，则气纯而愈速；或时兼使，乃味杂而效迟。只有相须佐使配合，才能并力以收功；若相反畏恶交参，必增毒减效。只有对症求药，随宜用药，才能获得万全之效。

同时，李梴根据药物功效对本草进行了分类，具体分为：祛风行气、清热化痰润燥类，解热升阳散火类，补气调中除湿类，解热生津、滋血润燥类，温阳散寒类，清热解毒、行气活血类，药食两用类等，共七大类。并对食疗方进行了阐述。

1. 祛风行气、清热化痰润燥类

李梴认为，风属阳，善行数变，自外而入以郁正气，故治风多用行气开表药；又风入久变热，热能生痰，宜用祛风化痰药；又热极生风，风能燥液，宜用清热润燥药。

李梴在"本草"章节的开始，即记载了防风、独活、羌活、荆芥、薄荷、升麻、细辛、白芷、麻黄、藁本、紫苏、秦艽、威灵仙、苍耳子、天麻、蔓荆子、牡荆实、牛蒡子、南星、白附子、瓜蒂、藜芦、皂荚、僵蚕、蝉蜕、蝎、白花蛇、乌蛇、蚺蛇、蛇蜕、虎骨（现用代用品，下同）、牛黄、牛膝、何首乌、菊花、密蒙花、白蒺藜、青葙子、草决明、木贼、白薇、葳蕤、巴戟、天竺黄、五加皮、桑寄生、豨莶草、水萍、络石、白鲜皮、漏芦、辛夷、蓖麻子、蔄茹、茵芋叶、杜若、羊踯躅、茛菪子、南藤、石南叶、蚤休、木兰、松萝、云母、石胆、曾青、空青、蒴藋子、石长生、鹿衔草、马先蒿、陆英、海桐皮、胡桐泪、钩藤、草乌、天仙藤、石南藤、鱼津草、谷精草、佛耳草、地杨梅、郎耶草、蛞蝓、衣鱼、清风藤、矾石、青琅、玄精石、金星石、银星石、珊瑚、玛瑙、蓬砂、古文钱、石燕等97味药。这些药物，均属于祛风行气、清热化痰润燥类。

另外，李梴还提出了主治各经的风药，它们分别是肝经——川芎，心经——细辛，脾经——升麻，肺经——防风，肾经——独活，胃经——升麻，大肠经——白芷，小肠经——藁本，三焦经——黄芪，膀胱经——羌活。这些药有发散风寒，升散郁火，兼治表湿的功效。

2. 解热升阳散火类

李梴认为，治热以寒，寒药属阴，故治热多阴药；又郁火宜发散，宜用风门药，火郁则发之，升阳散火。

在这部分内容中，李梴共记载了97种药物。其中包括黄芩、栀子、沙参、玄参、丹参、紫参、前胡、白前、桔梗、百部、桑白皮、山豆根、青黛、蓝实、黄连、胡黄连、连翘、葛根、石斛、石膏、香薷、茵陈蒿、滑石、大黄、朴硝、芒硝、硝石、玄明粉、犀角（现用代用品，下同）、羚羊角、牡羊角、黄柏、苦参、防己、柴胡、草龙胆、通草、车前子、地肤子、石韦、地榆、秦皮、龟甲、鳖甲、鼍鱼甲、牡蛎、文蛤、海蛤、竹叶、竹茹、大青、草蒿、芦根、马兰花、川楝子、王瓜、地龙、石决明、珍珠、禹余粮、食盐、青盐、卤盐、银屑、金屑、腊雪、人黄、人溺、防葵、景天、萹蓄、王不留行、贯众、白英、爵床、翘根、屈草、羊桃、溲疏、梓白皮、桐叶、理石、长石、干苔、屋游、海金沙、苎根、菰根、甘焦根、马勃、孩儿茶、紫背天葵、泉水、井华水、半天河水、浆水、地浆等。这些药物均具有解热升阳散火的功效。

李梴还提出了主治各经热的药：如肝经——柴胡、黄芩，心经——麦门冬、黄连，脾经——白芍、大黄，肺经——石膏、山栀，肾经——玄参、黄柏，胆经——连翘、柴胡，胃经——葛根、大黄，三焦经——连翘、地皮，膀胱经——滑石、黄柏，大肠经——连翘、大黄，小肠经——赤茯苓、木通，胞络经——麦门冬、牡丹皮。另外，他还提出了主治骨肉分痨瘵发热药，如肝——当归、柴胡，心——生地、黄连，脾——芍药、木瓜，肺——石膏、桑皮，肾——知母、生地，胆——柴胡、瓜蒌，胃——石膏、芒硝，三焦——石膏、竹叶，膀胱——滑石、泽泻，大肠——芒硝、大黄，小肠——赤茯苓、木通。这些药物均具有治上中下三焦内热，兼治湿热的功效。

3. 补气调中除湿类

李梴认为，气虚不能运化水谷而生湿，宜用补气除湿药，又宜用调中消导药、行湿利二便药。

这部分内容共记载了75种药物，其中包括了人参、黄芪、甘草、白茯苓、茯神、薯蓣、白术、苍术、半夏、橘皮、青皮、枳壳、枳实、厚朴、射干、旋覆花、大腹皮、京三棱、蓬莪、扁豆、薏苡仁、神曲、麦蘖、棠球子、使君子、阿魏、罂粟壳、猪苓、泽泻、瞿麦、紫草、木瓜、赤小豆、百合、荸荠、牵牛、大戟、甘遂、芫花、商陆、续随子、海藻、昆布、楮实、泽兰、庵蔺子、蓼实、樗白皮、金樱子、无食子、钓樟、榆皮、琥珀、灯心草、绿矾、石龙刍、荛花、野狼毒、海带、茼实、乌臼木、杉材节、南烛枝、蔓椒、云实、白蒿、虎掌、姑活、别羁、石龙子、蝼蛄、鼠妇、笔头灰、天浆子、蛇含石。这些药物具有补气调中除湿的功效。

李梴还指出了主治各经湿的药，如肝经湿盛用白术或用川芎，心经湿盛用黄连或用赤茯苓，脾经湿盛用白术，肺经湿盛用桑白皮，肾经湿盛用泽泻，胃经湿盛用白术，小肠经湿盛用车前子，三焦经湿盛用陈皮，膀胱经湿盛用茵陈，大肠经湿盛用秦艽。这些药物，均具有治上、中、下三焦内湿，兼调气补气的功效。

4. 解热生津、滋血润燥类

李梴认为，燥因血虚而然。血虚津亏生燥热，宜用解热生津药及滋血润燥药。

这部分共记载了89种药物，其中包括了天门冬、麦门冬、知母、贝母、瓜蒌根、瓜蒌实、地骨皮、牡丹皮、五味子、乌梅、枇杷叶、兰草、马兜铃、款冬花、紫菀、阿胶、诃梨勒、竹沥、菖蒲、远志、酸枣仁、生地黄、熟地黄、当归、川芎、白芍、赤芍、枸杞子、肉苁蓉、牛膝、鹿茸、鹿角、鹿角胶、蒲黄、槐实、槐花、桃仁、杏仁、郁李仁、火麻子、胡麻、油麻、葵子、蜀葵、黄蜀葵花、苏木、红蓝花、茜根、茅根、蒴根、卷柏、茺蔚子、刘寄奴、马鞭草、白头翁、鸡冠花、干漆、棕榈子、卫矛、虎杖、蜜蜡、蛴螬、代赭石、乱发、乳汁、秋石、天灵盖、人胞衣、红铅、裈裆、玉泉、玉屑、砺石、桃花石、百药煎、女贞实、蕤核、椰子、木槿、萱草、水苏、鸡肠草、鲤肠草、牛角䚡、木虻、䗪虫、蛀蠊、䗪虫。这些药物均具有解热生津及滋血润燥的功效。

李梴还指出了主治各经燥的药，如肝经——当归，心经——麦门冬，脾经——麻仁，肺经——杏仁，肾经——柏实，大肠经——硝石，小肠经——茴香，三焦经——山药，膀胱经——茴香，胞络经——桃仁。这些药物均具有治上中下三焦内燥，兼补血和血的功效。

5. 温阳散寒类

李梴认为，治寒以热。热药属阳，故治寒多阳药。而外寒宜汗散，宜用祛风发汗解表药，寒从汗解。

这部分内容共记载了77种药物，其中包括川乌、天雄、生姜、桂枝、肉桂、官桂、干姜、高良姜、红豆蔻、白豆蔻、草豆蔻、肉豆蔻、缩砂、益智仁、荜茇、香附、藿香、丁香、木香、沉香、檀香、胡椒、蜀椒、韭菜、莱菔、艾叶、槟榔、常山、草果、玄胡索、五灵脂、郁金、姜黄、巴豆、菟丝子、补骨脂、茴香、胡芦巴、吴茱萸、山茱萸、杜仲、续断、萆薢、乌药、黄精、薯实、仙茅、石龙芮、骨碎补、淫羊藿、腽肭脐、原蚕蛾、蛤蚧、桑螵蛸、伏翼、白石英、紫石英、磁石、阳起石、石钟乳、殷蘖、孔公蘖、白垩、鹅管石、钩吻、女菀、王孙、合欢、白棘、药实根、甘松香、紫稍花、樗鸡、蜻蜓。这些药物均具有温阳散寒的功效。

李梴还指出了主治各经寒的药，如肝经——吴茱萸、当归，心经——桂心、当归，脾经——吴茱萸、当归，肺经——麻黄、干姜，肾经——细辛、附子，胆经——生姜、川芎，大肠经——白芷、秦艽，小肠经——茴香、玄胡，三焦经——附子、川芎，膀胱经——麻黄、桂枝，心包经——附子、川芎。这些药物均具有治上、中、下三焦内寒，兼治湿寒的功效。

6. 清热解毒类

李梴认为，疮属热属毒，故治疮多清热解毒药，亦因气逆血滞，又宜行气活血药。

这部分的内容共记载了 127 种药物，其中包括金银花、夏枯草、蒲公英、山慈菇、松脂、松子、枫香、白及、白蔹、五倍子、无名异、赤石脂、青礞石、凝水石、狗脊、蛇床子、伏龙肝、铛下墨、龙骨、乌贼骨、蛤蟆、鲮鲤甲、水蛭、蜈蚣、斑蝥、芫荑、雷丸、芦荟、硫黄、雄黄、雌黄、白矾、丹砂、乳香、没药、麒麟竭、龙脑、麝香、水银、轻粉、砒霜、硇砂、自然铜、铜青（铜绿）、生铁、铁华粉、黑铅、铅丹、铅粉、密陀僧、灵砂、花蕊石、锻石、松烟墨、苏合香、安息香、白蜡、露蜂房、蜂子、雀瓮、蜘蛛、牡鼠、猬皮、石蟹、木鳖、羊蹄、天名精、柳华、桦木皮、黄药、剪草、莽草、败酱、酸酱、营实、梁上尘、东壁土、冬灰、百草灰、不灰木、炉甘石、姜石、绿青、白青、扁青、肤青、降真香、薰陆香、鸡舌香、茅香、鼠李、鹿藿、牛扁、鸢尾、韭乌、蜀羊泉、白兔藿、鸭跖草、鼠尾草、蛇含草、金星草、千金藤、预知子、牙子、鬼臼、女青、紫葛、栾华、荩草、积雪草、坐拏草、荠苨、黄环、藿菌、徐长卿、石下长卿、被子、头垢、海马、蜗牛、地胆、贝子、紫贝、萤火、马陆、石蚕、仙遗粮。这些药物均具有清热解毒、行气活血的功效。

7. 药食两用类

李梴基于药王孙思邈的认识，指出医生要先知晓病的根源，先用食物治疗，如果食疗不愈，然后再用药。食物治疗不仅老人小儿相宜，凡骄养及久病厌药、穷乏无资货药者，都可以用饮食调治。所以，李梴基于《食鉴本草》及《大观本草》，总结药食两用 6 大类，即米谷、菜、果、兽、禽、虫鱼类，共计 191 种食物。

米谷类：粳米、陈仓米、糯米、黍米、稷米、矿麦、小麦、面、大豆、大豆黄卷、绿豆、淡豆豉、粟米、粱米、罂粟、酒、醋、酱、饴糖、砂糖、蜂蜜。

菜类：葵菜、韭菜、芥菜、萝卜、生姜、紫苏、薄荷、菖蒲，以上俱见前卷，另有葱白、大蒜、小蒜、薤、菘菜、苋实、马齿苋、莴苣根、苦荬、荠、葫芦、茄、白冬瓜、胡荽、水芹、芸苔、竹笋、菌、芋、蕨、甜瓜、胡瓜、西瓜、丝瓜、豆角菜、胡萝卜、莼菜、菠菜、菾苙、茼蒿、苦菜、荖菜、蕹菜、苜蓿、鹿角菜、石花菜。

果类：桃、杏、枇杷、梅子、松子、木瓜、山楂、胡椒、川椒、食茱萸，以上俱见前卷，另有茶茗、大枣、胡桃、荔枝肉、龙眼、栗、橄榄、葡萄、覆盆子、芡实、莲子、藕、菱角、梨果、石榴、红柿、柿干、橙皮、橘肉、樱桃、杨梅干、李子、榛子、榧实、银杏、柰子、林檎、茨菰、脐。

兽类：猪肉、野猪肉、牛肉、羊肉、马肉、牛乳、狗肉、象肉、虎肉、熊掌、鹿肉、獐肉、兔肉、狸肉、狐肉、獭肉、骆驼肉、豺肉、野狼肉、猕猴肉、诸血、六畜毛蹄甲、败鼓皮。

禽类：丹雄鸡、乌雄鸡、乌雌鸡、白雄鸡、黄雌鸡、鸡子、白鹅肉、白鸭、雁肪、雉肉、鹧鸪、斑鸠、白鸽、雀肉、乌鸦、喜鹊、鸲鹆、孔雀、鸂鶒、鸳鸯、白鹇、锦鸡、天鹅、白鹤、鹭鹚、鹳鹤、鹰、鸥、鸬鹚、鹌鹑、竹鸡、山鹧、燕采、鹊嘲、翠鸟、啄木、练鹊、百舌鸟、布谷鸟、杜鹃、鸩鸟。

虫鱼类：龟、鳖、墨鱼、鲮鲤，以上见前卷，另有鲤鱼、鳢鱼、鲫鱼、青鱼、白鱼、鳗鲡鱼、鳝鱼、善鸣、田螺、蟹、石首鱼、淡菜、海粉、蛤蜊、蚌蛤、蚶、蚬、马刀、虾、水母、河豚、海豚鱼、鳜鱼、时鱼、鲟鱼、鳇鱼、鲈鱼、鲇鱼、鲍鱼、鳙鱼、银条鱼、少阳鱼、比目鱼、黄鱼、鲂鱼、鲚鱼、鲸鱼、蛏、鱼鲙、鱼鲊。

（三）总结食疗

本书记载的食疗方，来自于《食医心境》《食疗本草》《养生杂纂》等书。食疗方中共记载了13类方：祛风方、驱寒方、解暑方、祛湿方、化燥方、治内伤脾胃方、理气解郁方、补血方、化痰方、解热方、滋阴方、补阳方、补虚方，共计 31 首。

1. 祛风方

苍耳子粥、葱粥、乌头粥、牛蒡馎饪方、乌鸡臛、黄牛脑子酒、鹅酒、菖蒲酒、菊花酒、大豆酒、槐花酒、薜荔酒、史国公浸酒方、仙酒方、五积酒等。

2. 驱寒方

干姜粥、茱萸粥、川椒茶、肉桂酒。

3. 解暑方

绿豆粥、面粥、蒜酒、桂浆。

4. 祛湿方

薏苡仁粥、麻子粥、郁李仁粥、苍术酒、桑白皮饮、赤小豆方、鲤鱼臛、鲤鱼汤、水牛肉方。

5. 化燥方

生地黄粥、苏麻粥、脄肉粥、天门冬酒、四汁膏、青豆饮、消渴方。

6. 治内伤脾胃方

地黄粥、薄荷茶、黄连酒、黄柏酒、绿豆酒、人参粥、麦门冬粥、粟米粥、理脾糕、参苓造化糕、苏蜜煎、姜橘汤、脾泻饭匙丸、太和羹、莲肉膏、豆麦粉、糯米糊、雌鸡馄饨、赤石馎饪、白米饮、醉乡宝屑、助元散、助胃膏、米汤。

7. 理气解郁方

杏仁粥、桃仁粥、萝卜子粥、紫苏子粥、麻子仁粥、荜茇粥、猪腰粥、猪肪汤、猪胰酒、玄胰散、平鲫丸、翻鸡汤。

8. 补血方

阿胶粥、桑耳粥、萝卜菜、槐茶、柏茶、醍醐酒、猪胰片、猪肝脯、韭汁、马齿苋方、鸡子煎、鸭子煎。

9. 化痰方

茯苓粥、茯苓面、谢傅饭后丸、桂花饼、蒸梨法、煨梨法、苏子酒、麻仁汤、牛车肉。

10. 解热方

栀子粥、甘蔗粥、麻子粥、冬瓜羹、栀子茶、黄连茶、瓜蒌瓢茶、小麦汤、甘豆汤、藕蜜膏。

11. 滋阴方

枸杞粥、芡实粥、猪肝羹、鳗鲡臛、菟丝子酒、固本酒。

12. 补阳方

羊肉羹、桂花酒、戊戌酒、胡桃粥。

13. 补虚方

参归腰子、煨肾丸、猪肾酒、猪肾羹、腰子汤、猪肚方、益气牛乳方、山药酒、生栗方、水芝丸、糯米糕、服硫鸡、胡桃酒、服椒法、八仙茶。

（四）解释方名

在《医学入门·卷首·释方》中，李梴解释了大量的方名。他认为，汉魏的方名一般以药品名方，容易理解应用；唐宋以后，方名均比较奇异。如果不知道方名的准确含义，就不能够用好这个方子。所以，李梴对诸多方名进行解释，以方便后人正确理解和应用这些方剂。全书共解释了 164 个方名，归纳其解释方名的方法，大概有以下几种。

1. 以字面意思解释

如三生饮，李梴解释为三药都是生用的，所以称为三生饮。其云："三生饮，三药皆生用也。"再如排风汤，排就是推的意思，所以排风汤就是用药推去风邪的意思。其云："排风汤，排，推也。用药推去其风也。"四神丸，就是四种药配合起来有很神的功效，所以称之为四神丸。其云："四神丸，四药有神验也。"

2. 以功效解释

如五积散，即是使寒积、食积、气积、血积、痰积等五积消散的药。其云："五积散积寒、积食、积气、积血、积痰，五者之积可散也。"三化汤，即三药具有化痰、化滞、化风的功效，谓之三化汤。其云："三化汤，三药化痰、化滞、化风也。"再如夺命丹，意思是说这个方子能下死胎，方能夺回母亲的性命，故名夺命丹。再如急救稀涎散，意思是说此方具有急救风痰壅盛的功效。其云："稀，化而少也。风痰壅盛，急用此化痰救之。"

3. 以效力大小解释

李梴认为，大就是效力大的意思，小就是效力小的意思。所以他解释大柴胡汤就是泄热力比较强的方剂，言"大柴胡汤泄热之功大也"；小柴胡汤就是效力比较小、作用比较缓和的方剂，言"小柴胡汤力小而和缓也"。

4. 以寓意解释

关于观音散，由于中国古代佛教中的观音是救世主，是拯救人民疾苦的，所以名为观音散。霹雳散，如雷之击动阳气也。逍遥散，能使病安，患者则逍遥翱翔自适，故名逍遥。

5. 以医理阐释

解释华盖散时，李梴指出肺为五脏中的华盖之脏，这个方子专治肺，所以称之为华盖散。如其云："华盖散，肺为五脏华盖，药专治肺。"

6. 以药物组成命名

对于黑虎丹，李梴指出，因为方剂组成里有黑豆和虎胫骨，所以称为黑虎丹，言"黑虎丹，黑豆、虎胫骨也"。一粒金丹，则取"一粒，一丸，以金箔为衣"而命名。

（五）注重养生

李梴非常注重养生，如他在《医学入门·卷首·保养》中说："医家既知修德，又当爱惜自己精神，医之难者难于此也。倘精神昏耗，察识必不能精，方药必不能尝，虽有济人之心，而势不能及也。若夫病有服药针灸不能效者，以其不知保养之方。古云：与其病后善服药，莫若病前善自防。是录《天真论》于前者，保养之原也；录《茹淡》《阴火论》于中者，保养不过节食与色而已；更为说于后者，黜邪崇正，法颐之贞也。"李梴提出了很多养生的观点，主要体现在以下几方面：

1. 提倡导引

李梴在《医学入门·卷首·保养》中，特别指出久立、久行、久卧、久坐的弊害。其云："盖终日屹屹端坐，最是生病，人徒知久立、久行之伤人，而不知久卧、久坐之尤伤人也。"老年人长时间的站立、走路、卧床及坐着，则危害更大。所以，他提倡老年人应以各种导引运动的方式养生。导引术是强身之法，也是行之有效的一种治疗技术。李梴剔除了导引中的某些神秘色彩，还导引强身的本来面目。导引方法包括如下 8 种：治虚损法（主要针对虚损气血不周），开关法（主要疏通膏肓，降心包络火），起脾法（主要作用是和脾胃），开郁法（善治名利不遂，郁气为病，心腹胀满，夜睡不宁等），治腰痛法（主要针对腰痛），治积聚法（主要治疗一切痰饮瘀血结为积块、痞气），治遗精泄泻法（可以止精愈泻，且可暖中寒、补下元、退虚潮），治痰壅法（治心肺痰气壅闷）。

2. 善用灸法

李梴重元气，提出"用灸养生防病说"。其灸法继承了孙思邈的预防保健思想，结合民间所传，强调预防为主，指出"与其病后善服药，莫若病前善预防"，并对其有所发展。李梴尤其重视各种灸法在老年病防治中的作用，详细介绍了灸治的处方、用法、适应证、判定疗效的标准等，并指出"凡一年四季各熏一次，元气坚固，百病不生"。此外，在《医学入门》卷一中载有"炼脐"一法，即用麝香、丁香、青盐等多种药物为末填脐中，上盖槐皮，置艾绒施灸五六十壮，使遍身出汗。如不汗，三五日后再灸一百二十壮。李梴称此方不但可治劳疾，"凡一年四季，各熏一次，元气坚固，百病不生"，且"凡用此灸，则百病顿除，益气延年"。他还强调灸法不只是单纯的温、补，还有清、泻之功，这样就拓展了灸法的应用；同时，提倡药、针、灸联合应用，谓"药之不及，针之不到，必须灸之"。

3. 慎用药物

李梴认为，"血由气生，气由神全，神乎心乎！养心，莫善于寡欲，吾闻是语矣。窃有志而未能，敢述之以告我疲癃残疾，而不知学人，相与共守乎禁戒，以重此身为万物之本"。李梴告诫那些身体疲惫，疾病缠身又不知道学习的人们，养生的重点是养心，而养心莫善于寡欲。保养得当就可以不用依赖药物养生，若依靠一些药物来养生，实际上是舍本逐末。如其云："保养可勿药乎？曰：避风寒以保其皮肤六腑，则麻黄、桂枝、理中、四逆之剂不必服矣；节劳逸以保其筋骨五脏，则补中益气、劫劳、健步之剂不必服矣；戒色欲以养精，正思虑以养神，则滋阴降火、养荣、凝神等汤又何用哉？薄滋味以养血，寡言语以养气，则四物、四君、十全、三和等汤又何用哉？"也就是说若通过注意避风寒来保护皮肤六腑，就不必服用解表理中的麻黄汤、桂枝汤、理中丸、四逆汤等；若劳累和安逸有所节制，则筋骨五脏得养，就不必服用补中益气、解除疲劳、强健脚步之类的药；若能节制色欲来养精，端正思想来养神，就不必服用滋阴降火、养营凝神之类的药；口味清淡可以养血，寡言少语可以养气，就不必服用四物汤、四君子汤、十全大补汤、三和汤等补养气血的药。

4. 遵循自然

李梴推崇朱丹溪、李东垣的养生理论，提出了切实可行的具体方法，力排所谓"飞升成仙"之说，同时也反对形式主义的养生之法。他说："自古有生必有死，惟不自速其死耳。乌有如今之所谓飞升超脱住世之说耶？"又说："若识透天年百岁之有分限节度，则事事循理自然，不贪不躁不妄，斯可以却未病而尽天年矣。"这句话的意思是说若认识到天年百岁的自然规律，就会事事按着自然规律去做，不贪婪、不急躁、不妄动，这就可以却未病而尽天年了。养生并不是追求不死，而是要延缓死亡。

李梴认为，虽然保养是轻易而有明显效果的，但仍然短命的人多而长寿的人少，是因为"香醪美味陈于前，虽病所忌也而弗顾；情况意兴动于中，虽病且危也而难遏；贪名竞利之心急，过于劳伤而不觉。此古今之寿相远者，非气禀之异也，实今人之不如古人重其身耳"。因此，人们应遵循自然，调摄饮食情志，才能真正重视自己的身体而达到养生的目的。

5. 药饵保健

李梴认为，药饵保健也是养生的重要方面，但用药宜平和、中和、温和，补虚在于扶培、缓补、调补，指出了贪补、峻补、唯补的偏弊，反对滥施汗、吐、下等法，强调了"量体选药"的重要原则。

（六）记载医家

在"历代医学姓氏"中，李梴将历代医家按朝代总结归纳如下：

第一类：三代以前，圣君贤相为医家，共有13位。包括伏羲氏、神农氏、黄帝氏、僦贷季、岐伯、伯高、少俞、鬼臾区、俞跗、桐君、雷公、巫咸、伊尹。

第二类：秦汉以后，通经博史，修身慎行，闻人巨儒，兼通医的医家，共有39位。包括：张仲景、皇甫谧、裴颁、范汪、殷仲堪、殷浩、徐熙、褚澄、王显、徐之才、孙思邈、狄梁公、王绩、孟诜、陈藏器、许胤宗、许叔微、郑樵、纪天锡、杨文修、李惟熙、麻九畴、刘完素、张元素、李庆嗣、李东垣、王好古、滑寿、葛乾孙、吕复、周真、黄子厚、朱丹溪、盛寅、周敷、刘溥、汪机、程明佑、陈景魁、刘纯、王纶。

第三类：医极其明的医家，共有97位。包括：秦越人扁鹊、淳于意、郭玉、医缓、医和、文挚、华佗、纪朋、范九思、于法开、任度、莫君锡、张苗、唐慎微、王叔和、马嗣明、姚僧垣、姚最、李修、巢元方、韦讯、元珠先生、王冰、张鼎、张文仲、肖炳、杨损之、陈士良、于志宁、甘伯宗、孙兆、王纂、庞时、朱肱、吴廷绍、许希、赵自化、陈文中、宋道方、僧智缘、皇甫垣、王克明、张锐、郝允、王贶、杨介、孙琳、刘元宾、程约、张济、唐与正、潘璟、刘从周、僧奉真、周顺、赵峦、石藏用、赵卿、杜任、窦太师、成无己、张从正、罗天益、吴恕、直鲁古、危亦林、徐文中、王仲光、葛应雷、项昕、赵良仁、王履、周汉卿、张颐、钱瑛、刘遵道、吴杰、殷傅、汗忱、倪维德、吕复、胡重礼、沈绎、何彦征、黄瑞、陆彦功、陶华、邹福、熊宗立、王时勉、张至和、刘毓、汪渭、刘全备、虞抟、方广、薛己、程伊。

第四类：以医为业，世代相承的医家，共有 24 位。包括：楼护、徐秋夫、徐道度、徐叔向、徐謇、徐践、徐雄、徐之范、徐敏齐、褚该、许智藏、许澄、甄权、甄立言、江哲、刘翰、张扩、张挥、徐枢、徐彪、程明助、殷矩、蒋武生、祝仲宁、顾俊、许国祯。

第五类：明医、世医中有德的医家，共有 18 位。包括：徐文伯、徐嗣伯、钱乙、杨士瀛、刘润芳、吴源、陆蒙、王珪、李仲南、戴元礼、徐鏊、沙金、沈鹤、胡宗仁、陆仲远、陈立兴、沈以潜、黄孝子。

第六类：懂仙禅道术的医家，共有 19 位。包括：长桑君、凤纲、玄俗、董奉、幸灵者、葛洪、单道开、陶弘景、陆法和、李筌、马湘、卖药翁、日华子、王怀隐、许逊、施岑、萨守坚、李诃、韩悆。

（七）习医规范

1.博览群书

李梴指出，医生的责任重大，立志有恒者，才可学习医学。其云："医司人命，非质实而无伪，性静而有恒，真知阴功之趣者，未可轻易以习医。

志既立矣，却可商量用工。"学医当先读书明理，言："每早对《先天图》静坐，玩读《孝经》《论语》《小学》；大有资力者，次及全部《四书》、古《易》白文及《书经》《洪范》《无逸》《尧典》，理会大意，不必强记。盖医出于儒，非读书明理，终是庸俗昏昧，不能疏通变化。"然后，全面学习掌握医学各科知识，并向同道请益，增长见闻。言："每午将《入门》大字从头至尾，逐段诵读，必一字不遗，若出诸口。如欲专小科，则亦不可不读大科；欲专外科，亦不可不读内科。盖因此识彼则有之，未有通于彼而塞于此者。惟经涉浅深生熟，故有分科不同。熟读后，潜思默想，究竟其间意义。稍有疑难，检阅古今名家方书，以广闻见；或就有德高明之士，委曲请问。"（《医学入门·卷七·习医规格》）

2. 斟酌用药

论治用药，应潜心钻研，反复斟酌，李梴言："须明白开谕辨析，断其为内伤外感，或属杂病，或属阴虚，或内伤而兼外感几分，或外感而兼内伤几分。论方据脉下所定，不可少有隐秘，依据古成法，参酌时宜、年纪与所处顺逆及曾服某药否。女人经水胎产，男子房室劳逸。虽本于古而不泥于古，真如见其脏腑，然后此心无疑于人，亦不枉误。用药之际，尤宜仔细。某经病，以某药为君，某为监制，某为引使。丸剂料本当出自医家，庶乎新陈炮炙，一一合则。况紧急丸散，岂病家所能卒办？但有病家必欲自制者，听其意向，须依据《本草》注下古法修合，不可逞巧以伤药力。病机稍有疑滞，而药不甚效者，姑待五鼓静坐，潜心推究其源，再为诊察改方，必无不愈。"（《医学入门·卷七·习医规格》）

3. 为医不欺

治病救人是医生的本分，不应以此重索钱财，自然可以增进医疗技术，即"治病既愈，亦医家分内事也。纵守清素，藉此治生，亦不可过取重索，但当听其所酬。如病家赤贫，一毫不取，尤见其仁且廉也。盖人不能报，

天必报之，如是而立心，而术有不明不行者哉！"（《医学入门·卷七·习医规格》）

李梴告诫弟子门生，欲使医道昌明须学医、行医时不自欺欺人，即"或问一言为约，曰：不欺而已矣"。他概括医德的要求，就是"不欺"。这"不欺"二字，确是言简意赅、切中要害。李梴在《医学入门·卷七·习医规格》中从"不欺"的要求人手，分析了为医者"欺"的种种表现。

其一，"读入门书而不从头至尾，零星熟得一方一论，而便谓医者，欺也；熟读而不思悟融会贯通者，欺也；悟后而不早起，静坐调思，以为诊视之地者，欺也"。即当医生必须具备一定的知识基础和临床经验，有的人学识浅薄而又不肯用功，粗知皮毛就自封高明，临诊没有准备、不做深思熟虑就乱开方药，这是对病人的欺蒙和不负责任。生命至重，贵逾千金，只有练就真功夫、具备真知灼见才能对病人"不欺"，才能对得起患者。

其二，"诊脉而不以实告者，欺也；论方用药，潦草而不精详者，欺也"。指医生对病人的态度，一定要一丝不苟、认真负责，要实告病情、详诊细问、望闻问切周全、遣方用药细致，切不可草率用事、草菅人命。

其三，"病愈后而希望贪求，不脱市井风味者，欺也"。即医者要以治病救人为职责，不能借行医谋利，医者应该比市井之徒高尚、高洁，具备高风亮节。古代许多医家把"治病既愈"看作"分内事也""不过取重索""如病家赤贫，一毫不取"，相较于今天少数医生的索取红包、索要回扣、以医谋私等行为，非常有必要倡导和学习传统医德，加强医生的道德修养。

其四，"屡用屡验而心有所得，不纂集以补报天地，公于人人者，亦欺也"。这是较高的道德要求，要让个人的医术和经验广泛传播，造福于更多的患者，这在当时竞争激烈、技术保密（如传子不传女）的社会背景下，做到这种境界是难能可贵的。李梴最后总结说："欺则天良日以蔽塞，而医道终失；不欺则良知日益发扬，而医道愈昌。"欺与不欺，关系到医德和医术的兴衰。我们应当引起重视，深长思之。

除此之外，李梴在书中也提到了对学医者读书的见解。其云："如欲专小科，亦不可不读大科；欲专外科，亦不可不读内科。"他认识到知识相通相融、学科交叉的重要性，很有见地。李梴还认为，读书要做到"熟读后潜思默想，究竟其间意义。稍有疑难，检阅古今名家方书，以广闻见；或就有德高明之士，委曲请问"。

4. 遵从礼教

李梴指出，为医者要遵从礼教观念，尤其诊治妇女，更应慎重。他指出，"如诊妇女，须托其至亲，先问证色与舌及所饮食，然后随其所便，或证重而就床隔帐诊之，或证轻而就门隔帷诊之，亦必以薄纱罩手。贫家不便，医者自袖薄纱。寡妇室女，愈加敬谨，此非小节"（《医学入门·卷七·习医规格》）。

李梴

临证经验

一、诊断要略 🕊

（一）观形、察色、问证

李梴提出，临证时需观形、察色、问证，主要包括 3 方面的内容：观形察色、听音审音和问证。

1. 观形察色

观形察色可以判断病情，如脏腑未竭，气血未乱，精神未散的痊愈，或者病已成者的半愈，或者病势已过者的危险。可以通过以下几种方法观形察色。

第一，看病人的神气色。如可以看病人的润枯肥瘦。李梴认为，肥白人多湿痰，黑瘦人多火热；或形肥色黑，或形瘦色白，临时参证，或者观形，或者察色，不用拘泥。

第二，看病人的体形和行为。如肥是实证，瘦为虚弱，弯腰是腰有病，皱眉是头痛与头眩，手抬不起多为肩背痛，走路艰难是脚疼，叉手按胸为胸内痛，按中脐是腹痛，睡眠不好是痰夹热，面向墙壁蜷缩身体多是因为冷，仰身舒挺是因为热，身面目黄是脾湿热，唇青面黑冷也多为脾湿热等。

2. 听声审音

李梴认为，五音是内应五脏的，金声响，土声浊，木声长，水声清，火声燥。如声清，则肺气调畅。声音如果像从房间里发出来的，一般是体内有湿。如果声音很小而且语多重复，是夺气的表现。声音先轻后重，高厉有力，为外感；但如果先重后轻，沉困无力，为内伤。

同时，还可通过听声音的清与浊，鉴别真语与狂言；声音混浊有痰壅滞，声音清体内有寒；言语真诚非实热，狂言号叫为热邪深重；如见神和鬼翻墙进屋，一般都是胸膈停痰成癫；病情若长久不愈，且发不出声音，则预后较差。

3. 重视问诊

问诊可以从以下几个方面来进行，包括：是否有头痛、眼睛红肿、耳鸣耳聋、鼻涕、饮食、口渴、舌苔、牙齿疼痛，脖子是否有强痛，嗓子是否疼痛，手掌心是否有发热的感觉，手指梢有没有冷的感觉，手脚是否瘫痪，肩背是否有疼痛的感觉，腰脊是否感觉疼痛，尻骨疼痛与否，是否有胸膈满闷、胁痛、腹部胀、腹痛，腹部是否有痞块，是否有心痛、心烦、呕吐、大便溏泄或秘结，小便是否有清利或不通，是否有阴强、疝气、便血、痔疮、疮疥、梦遗白浊、腰膝酸软、脚肿痛、脚掌心热、寒热、有汗、浑身骨节疼痛，还要问年龄、病史、曾误服药，妇女是否经调、经闭、瘕，若有孕能动否，产后有无寒热、咳喘等。具体问诊如下：

其一，头面肢体。如头痛，痛无间歇为外感，痛有间歇为内伤。目红肿，或暴红肿，或素疼痛。耳鸣耳聋，或左或右，若久聋，不宜纯用补涩之剂，须兼开关行气之药。鼻或无涕而燥，或鼻塞，或素流涕不止，或鼻痔，或酒齇。口或不食亦能知味，为外感风寒；或食亦不知味，为内伤饮食。口渴饮冷水者为热，渴饮热水者为虚，夏月大渴好饮者为暑。齿痛，或上眍，或下眍，或有牙宣。项强，暴强则为风寒，久强则为痰火。咽痛者，暴痛多痰热，素惯痛多下虚。手背热为外感，手心热为内伤，手背手心俱热为内伤兼外感。手指稍冷则为感寒，不冷则为伤风，素清冷则为体虚。手足瘫痪者，若左手足臂膊不举或痛者，属血虚有火；右手足臂膊不举或痛者，属气虚有痰。肩背暴痛为外感，久痛为虚损夹郁。腰脊暴痛亦为外感，久痛为肾虚夹滞。尻骨暴痛为太阳经邪，久痛为太阳经火。膝暴酸软则为香港脚，或痿弱，久病则为肾虚。脚肿痛者多风湿，不肿胫枯细而痛者为血虚、湿热下注。脚掌心热，则下虚火动。脚跟痛为肾虚有热。脚趾及掌心冷者为寒，寒热有间为内伤，午寒夜热则为阴虚火动。浑身骨节疼痛，外感则为邪居表分，内伤则为气血不用，身重痛者为夹湿气；病情入夜则重，或昼轻夜重为血病，或夜轻昼重为气病。

其二，胸腹。如素有胸满者，多郁、痰火、下虚。胁痛，或左或右，或两胁俱痛，或一点空痛。腹胀，或大腹作胀，或小腹作胀。腹痛，或大腹痛，或脐中痛，或小腹痛，或痛按之即止，或痛按之不止。腹有痞块，或脐上有痞块，或脐下有痞块，或脐左有痞块，或脐右有痞块，或脐中有块，不可妄用汗吐下及动气凝滞之药，宜兼消导行气之剂。心痛，暴痛属寒，久痛属火、属虚。心烦，或只烦躁不宁；或欲吐不吐，称为嘈杂；或多惊恐，谓之怔忡。呕吐，或湿呕，或干呕，或食罢即呕，或食久作呕。

其三，饮食与二便。饮食喜冷则为中热，喜热则为中寒。能食不能化者，为脾寒胃热。能饮食者容易治，不能食者为难治之症。只有伤寒病不能食，无害。酒客多痰热，素食煎炒多犯上焦，或流入大肠而为湿热之证。大便泄，或溏泄，或水泄，或晨泄，或食后即泄，或黄昏时泄，一天共泄几次。大便秘，秘而作渴作胀者为热，秘而不渴不胀者为虚。素有便血，应询问有痔疮否，有便血痔疮者，不敢过用燥药，恐烁阴伤脏。小便清利为邪在表，赤涩为邪在里，频数窘急为下虚夹火，久病及老人则为危证。小便淋闭，渴者为热，不渴者为虚。

其四，女科经产。妇女生育较少者气血犹盛；生育多，年龄又大者宜补不宜攻。妇女月经或提前为血热，或推后为血虚。若经行时有外感，经尽则散，不可妄药，以致又犯血海。经闭者，或有潮热，或有咳泄，或有失血，或有白带否？能食则血易调而诸症自除，食减渐瘦者为危证。有腹痛潮热，而一块结实者，为瘕。腹中有一块结实能动，而无腹痛潮热等症者，为有孕。

李梴认为，凡初次诊病没有确诊的，需要详细地询问，病人不能讳疾忌医，没有一诊就能很好地掌握病情的。初学医的人，更要常问。若疾病已确诊，或外感，或内伤，或杂病，这个时候治疗当遵守古法。

（二）诊脉

李梴认为古诊法有三："其一，各于十二经动脉分为三部，候各脏腑；其二，以气口人迎，决定内外病因；其三，独取寸口，以内外分脏腑，以高下定身形，以生克定荣枯，以清浊论究通，故曰独取寸口，以决五脏六腑之生死吉凶也。"（《医学入门·卷一·诊脉》）故他以《素问》《难经》为主，兼采张仲景及《脉图》《脉经》《脉诀》《正传》《权舆》而补之，以便初学者诵读。

1. 诊脉两法

一是寸关尺定位。李梴认为，凡诊脉初以中指揣按高骨关位，次下前后二指，人长则稀疏排指，人短则密排指。初轻按则能取脉，再是不轻不重中按能取脉，最后是重按能取脉。

二是脏腑定位。李梴认为，左侧主心、小肠、肝、胆、肾，右侧主肺、大肠、脾、胃、命。心与小肠居左寸，肝胆同归左关定，肾脉元在左尺中，膀胱是腑常相应。肺与大肠居右寸，脾胃脉从右关认。心包右尺配三焦，此为初学入门诀。

2. 阐述脉象

每种脉都有各自的体状，如浮按不足举有余，沉按有余举则无，迟脉一息刚三至，数来六至一吸呼，滑似累珠来往疾，涩滞往来刮竹皮，大浮满指沉无力，缓比迟脉快些儿，洪如洪水涌波起，实按幅幅力自殊，弦若张弓弦劲直，紧似牵绳转索初，长脉过指出位外，芤两头有中空疏，微似蛛丝容易断等。

3. 类脉鉴别

李梴提出了诸脉相类的看法。如浮似芤，芤则中断浮不断；浮似洪，力薄为浮厚者洪；浮似虚，轻手为浮无力虚。滑似动，滑珠朗朗动混混；滑似数，滑利往来数至多。实似革，革按不移实大长。弦似紧，弦言其力紧言象（弦如张弓，紧如转索）。洪似大，大按无力洪有力。微似涩，涩短迟细微如毛。沉似伏，伏极其沉深复深。缓似迟，缓比之迟仍小快。迟似涩，迟息三至涩短难。弱似濡，濡力柔薄弱如无等。

4. 主病诸脉

如浮主风，芤主血虚，滑多为痰；实为有热，弦主劳伤；洪为气血燔灼，表里热极；微为气血虚寒，脐下冷积，作痛作泻；沉是因为气郁疼痛，涩则是伤精枯燥；濡脉主气血衰疲，阳虚自汗；弱脉则为精气虚极，骨髓空虚；长脉则是因为气血有条理而不乱，细脉为气少、气衰，促脉为热极，结为积等。

（1）伤寒脉法

李梴在《医学入门·卷一·诊脉》中，总结了伤寒常见的诊脉法。如大浮数滑动阳脉，阴病见阳生可得；沉涩弦微弱属阴，阳病见阴终死厄；阴阳交互最玄微，浮中沉法却明白。浮脉察表之实虚，尺寸俱浮太阳表；浮而紧涩是伤寒，浮而数者热不小；浮而缓者是伤风，浮大有力热易晓；浮而长大（太阳）合阳明，浮而弦大少阳了。中切阳明少阳经，尺寸俱长阳明病；浮长有力兼太阳，长大有力为热甚；长数有力热可平，长滑实大宜通利；尺寸俱弦和少阳，浮弦兼表汗；弦迟弦小弦微虚，弦大弦长滑热盛。沉脉察里虚与实，尺寸沉细属太阴；沉微少阴微缓厥阴，沉迟无力阴气深；若脉沉疾有力则为热实。

（2）杂病脉法

如中风脉浮，滑兼痰气；其或沉滑，勿以风治；或浮或沉，而微而虚；扶危治痰，风未可疏；浮迟者吉，急疾者殂。中寒紧涩，阴阳俱盛，法当无汗，有汗伤命。伤风之脉，阳浮阴弱，邪在六经，或弦而数。暑伤于气，所以脉虚，弦洪芤迟，体状无余。暑热病剧，阴阳盛极，浮之而滑，沉之散涩，汗后躁大，死期可刻等。

（3）妇人脉法

①常脉

妇人脉比男子更濡弱为正常，若脉如常，则虽月经或前或后，或多或少，或一月都没来，都不能称之为月经病。

②间月脉及三月脉

但是如果寸关如常，尺脉不至，或至但是弱小，为小腹肠胃有积，月经不利。若脉沉而缓者，下元亏虚，月经量多。若脉反虚微不利，不出汗者月经三月必来；若三部浮沉一止，或微迟涩，月经则三月一来。月经虽来或血渐少而后不通，曾堕胎及生产较多，称为血枯。

③妊孕脉

妊孕初时，脉平而虚，寸脉微小，三部平匀，久按不替。

妊孕三月，阴搏于阳，气衰血旺，脉正相当。肝横肺弱，心滑而洪，尺滑带散，久按益强。或关滑大，代止尤忙，渴且脉迟，其胎儿必伤。

妊孕四月，胎儿形实，左手滑疾实大为男孩，右手滑疾实大为女孩，左右手滑疾实大为双胞胎。或浮或沉，疾大实兼。

妊孕五月，脉虽喜疾而不散，太急太紧为脉数，则可能发生漏胎。

妊孕六七月，脉实大牢强玄紧者可以顺利生产，若沉细而涩者应防止堕胎。

临产脉如沉如无者即是要生产了。脉浮大为难产，若身重体热，寒热频作，这是凶候，急看面舌气色，下胎救其母，不宜见黑色与青色，若面色红赤舌青者则产妇可活，胎儿不保。如果胎死腹中则产妇命难保。

（4）成童脉法

小儿一岁至六岁称为婴孩，必须详察三关脉。七岁八岁称为龀，九岁十岁称为髫，开始时可一指探三部脉，而以一息七八至为无病。十一到十四岁，以一息五六至为脉正常。

脉浮数一般是乳痫惊悸，虚濡则为慢惊瘛疭，紧实为风痫，沉弦为有食积，伏结者一般是因为伤食，软细者一般为虫疳。浮沉迟数，与大人同，但是忌脉促结代散。

（5）痈疽脉法

若脉浮数带玄，发热恶寒，或胸烦而不知痛处，或知痛处，均为发痈疮。

若脉洪数，是里也有脓结。脉虚濡迟，或芤涩微，溃后亦宜。长缓容易治，短散结代者为元气虚。

（6）相兼主病

如浮而有力则为有风，包括浮缓、浮弦则为伤风，浮紧则为伤寒，浮虚则为伤暑，浮濡则为伤湿；浮而无力为虚；浮数为伤风夹热，浮迟则身痒无汗；浮脉喘胀表中热，浮紧滑则为伤寒百合病；浮大为瘾疹，浮滑为风痰、为走刺疼痛，沉而有力则为积等。

5.六脉诊法

（1）浮脉类

浮数风热头疼痛，浮迟腹冷胃虚空，浮虚偏头耳颊痛，浮弦疝痛滑多虫，浮紧而滑为淋闭，浮洪为膈胁满，浮长为风眩，可以发展成癫痫，浮实为面赤热生风，浮濡为虚损足多汗，浮芤为积瘀，浮溢为骨痛心烦躁。

（2）沉脉类

沉数脉为狂言，舌强心惊；沉迟脉为血虚，或者上焦受寒，或者心神衰少；沉脉睡眠不佳为气郁；沉微脉虚为痞惊中热；沉实脉为有口疮；沉缓脉为项背强；沉滑脉为有痰热；沉涩脉胃亏音容减；沉紧脉病势严重；沉弱脉为阳虚多惊悸；沉伏脉痰郁聚胸中；沉绝脉掌热呕上冲；浮沉脉均虚苦洞泄，浮沉俱实脉为便秘。沉迟脉为有疝气；沉数脉主郁怒苦生疮；沉弦紧实脉为痃癖病；沉实脉为转筋痛；沉微脉为内障或作泄等。

6. 论死脉总诀

李梴认为，死脉包括解索脉（五脏绝）、鱼翔脉（肾绝）、釜沸脉、虾游脉（脾胃绝）、屋漏脉（脾胃衰绝之脉）、雀啄脉（脾胃衰绝）、弹石脉（肺绝）。其云："雀啄连来三五啄，屋漏半日一滴落。弹石硬来寻即散，搭指散乱真解索。鱼翔似有又似无，虾游静中跳一跃。更有釜沸涌如羹，旦占夕死不须药。"（《医学入门·卷一·诊脉》）

7. 论形色脉相应

李梴指出，假如健康人的脉浮紧而涩，似伤寒太阳经病脉，其人虽未头痛发热恶寒，此则不久即病，病即死也，谓之行尸。又如，十五动一止一年殂，其人虽未病，期应一年，病即死也。病患脉健者，假如形容羸瘦，精神枯槁，盗汗不食，滑泄不止者，劳损之证，而脉反见洪健者亦死。（《医学入门·卷一·诊脉》）

李梴还提出，"经言见其色而不得其脉，反得相胜之脉即死；得相生之脉，病即自已。盖四时之色，仍以从前来者为实邪，从后来者为虚邪"。例如，色红心病，热痰火、癫狂、斑疹等症，其脉当浮大而散；色青肝病，胁痛、干呕、便血等症，其脉当弦而急；色黄脾病，湿热、肿胀伤食、呕泄、关格等症，其脉当中缓而大；色白肺病，气喘、痰饮、痿悴、咳嗽等症，其脉当浮涩而短；色黑肾病，腰脚疝瘕、淋浊、漏精等症，其脉当沉濡而滑。其间多动则为虚为火，静则为寒为实。

李梴认为，肥人肉厚，脉宜沉结；瘦人肉薄，脉宜浮长。人形矮则脉宜短促，人形长则脉宜疏长。相违相反而又不和者皆死。非但形体相应，虽皮肤滑涩宽紧，亦宜与脉相应。如，"经言：脉数，尺之皮肤亦数；脉急，尺之皮肤亦急；脉缓，尺之皮肤亦缓；脉涩，尺之皮肤亦涩；脉滑，尺之皮肤亦滑"(《医学入门·卷一·诊脉》)。

二、针灸方法

（一）选针用穴

李梴阐述的针灸内容不少，卷首有正背面孔穴图一帧，并载井荥俞经合歌、十二经昼夜灌注周而复始歌、十四经穴歌、十五络穴歌、奇经八脉歌、杂病穴法歌，以及子午八法、针灸补泻、子午流注、针灸禁忌、造针法、煮针法及少数经外奇穴等。李梴对某些问题提出了自己的见解，如主张少取穴，言："百病一针为率，多则四针，满身针可恶。"并认为灸法能补能泻，针则但泻无补。卷末附炼脐法，用麝香等药为末填肚脐，再用槐花盖上，在上面施灸，称能却病延年。

1. 选针特点

（1）造针法

李梴提出造针有九种形状，云："昔黄帝制九针各不同形：一曰镵针，应天，长一寸六分，头大末锐，以泻阳气；二曰员针，应地，长一寸六分，锋如卵形揩磨，不伤肌肉，以泻分气；三曰鍉针，应人，长三寸半，锋如黍粟之状，主脉勿陷，以致其气；四曰锋针，应四时，长一寸六分，刃三隅以发痼疾；五曰铍针，应五音，长四寸，广二分半，末如剑峰以取大脓；六曰员利针，应六律，长一寸六分，大如厘，且员且锐，中身微大，以取暴气；七曰毫针，应七星，长三寸六分，尖如蚊虻喙，静以徐往，微以久留之而痒，以取痛痹；八曰长针，应八气，长七寸，锋利身薄，所取远痹；九曰大针，应九野，长四寸，其锋微尖如挺，以泻机关之水，九针毕矣。此言九针之妙。毫针最精，能应七星，又为三百六十穴之针。"(《医学入门·卷一·针灸》)

（2）煮针法

李梴指出，第一次用去掉青皮的竹筒一个，盛羊脑髓、人乳、磁石，水煮一夜。第二次用硫黄、槟榔、当归、防风、羊脑髓及骨髓、乳香、没药、荆芥、黑牵牛、人乳，煮一夜，取出后将其埋土内，过七天后取出，再用狗肉煮过。第三次用乳香、没药、磁石、牙皂、硇砂、虎骨、天麻、川乌、草乌、雄黄、防风、薄荷、人参、当归、川芎、细辛、羊脑髓及骨髓、人乳拌均匀，装入竹筒内，紧封竹筒口，用烧酒二斤，水八斤，煮一昼夜，埋土中，过七天后取出用糠擦光，再用麻油擦即可。

2. 选穴特点

（1）用穴精简

李梴在行医过程中，深感有些医者取穴不分主次，以"满身针"为善，故在论"神针大要有四"中首先提出"明穴法"的观点。其云："周身三百六十穴，统于手足六十六穴，六十六穴又统于八穴。"其主张临床宜重点应用这些穴位，且治病用穴宜精简，提倡"百病一针为率，多则四针，满身针者可恶"。书中在"治病要穴"与"治病奇穴"两篇中，对常用穴位的主要作用及主治病证均一一做了载述，精简扼要，重点突出，便于应用，充分体现了其"尚精简"的学术思想。

（2）健侧取穴

李梴主张取穴即取经络之气，以未病部位为主，具体应用为"左取右，右取左，手取足，足取头，头取手足三阳，胸腹取手足三阴，以不病者为主，病者为应"；"先下主针后下应针，主针气已行，而后针应针"。上述提法，本于《内经》标本根结理论的"上病下取、下病上取"之法。而其"先下主针，后下应针，主针气已行，而后针应针"的刺法，同《内经》的交经缪刺法之仅取健侧、不取患侧有明显不同。究其原因，在于先针健侧以激发经气，后刺患侧，其气血运行之力最足，正合李梴之谓"通而取之"

之效。

（3）流注开穴

李梴通过对自然界的观察，认为"燕避戊己，蝠伏庚申，物性且然，况人身一小天地乎？"他将生物界与时间的关系，看作与疾病相关的一个不可忽视的条件，故认为"缓病心俟开阖"。同时，他通过研究认为，子午流注"按日起时，循经寻穴，时上有穴，穴上有时，分明实落，不必数上衍数"，所以主张"宁守子午，而舍尔灵龟也"。即以子午流注的开穴方法来取代灵龟、飞腾各法。他将子午流注的开穴规律，从一时一穴的一元开穴说，演绎成一时开六穴的多元开穴说，发展了子午流注开穴学说。

（4）治病要穴

李梴认为，头面为诸阳之会，是胸膈二火之地，不宜多灸。背腹阴虚有火，也不宜灸。上体及当骨处，针入浅而灸宜少；下体及肉厚处，针可入深，灸多无害。李梴提出了治病要穴共90个，包括以下几个部位的穴位：

①头面部

头面部共有9个穴位。百会，主诸中等证及头风、癫狂、鼻病、脱肛、久病大肠气泄、小儿急慢惊风、痫证夜啼百病。上星，主鼻渊、鼻塞、息肉及头风目疾。神庭，主风痫羊癫。通天，主鼻痔，左臭灸右，右臭灸左，左右臭，左右灸。脑空，主头风目眩。翳风，主耳聋及瘰。率谷，主伤酒、呕吐、痰眩。风池，主肺中风、偏正头风。颊车，主落架风。

②胸腹部

胸腹部共15个穴位。膻中，主哮喘、肺痈、咳嗽、瘿气。巨阙，主九种心痛、痰饮吐水、腹痛息贲。上脘，主心痛、伏梁、奔豚。中脘，主伤暑及内伤脾胃、心脾痛、疟疾、痰晕、痞满反胃，能引胃中生气强行。水分，主膨胀绕脐、坚满不食、分利水道、止泄。神阙，主百病及老人、虚人泄泻如神，又治水肿、鼓胀、肠鸣、猝死、产后腹胀、小便不通、小儿脱肛。气海，多灸能使人生子，主一切气疾、阴证痼冷及风寒暑湿水肿、心腹膨胀胁痛、诸虚癥瘕、小儿囟不合。关元，主诸虚肾积及虚弱老人泄泻、遗精、白浊、令人生子。中极，主妇女下元虚冷虚损、月事不调、赤白带下，灸三遍即可令其生子。天枢，主内伤脾胃、赤白休息痢疾、脾泄及脐腹膨胀、癥瘕。章门，主痞块，多灸左边，肾积灸两边。乳根，主膺肿乳痈、小儿龟胸。日月，主呕宿汁、吞酸。大赫，主遗精。带脉，主疝气、偏坠、水肾、妇女带下。

③背腹部

背腹部共有 19 个穴位。大杼，主遍身发热及疸、疟、咳嗽。神道，主背上怯怯乏气。至阳，主五疸、痞满。命门，主老人肾虚腰疼及诸痔脱肛、肠风下血。长强，主痔漏。风门，主易感风寒、咳嗽、痰血、鼻衄、一切鼻病。肺俞，主内伤外感、咳嗽吐血、肺痈肺痿、小儿龟背。膈俞，主胸胁心痛、痰疟、痃癖、一切血疾。肝俞，主吐血、目暗、寒疝。胆俞，主胁满干呕、惊怕、睡卧不安、酒疸目黄、面发赤斑。脾俞，主内伤脾胃、吐泻疟痢、喘急、黄疸、食症、吐血、小儿脾风。胃俞，主黄疸、食毕头眩、疟疾、善饥不能食。三焦俞，主胀满、积块、痢疾。肾俞，主诸虚，使人有子及耳聋、吐血、腰痛、女劳疸、妇女赤白带下。大肠俞，主腰脊痛、大小便难，或泻痢。小肠俞，主便血、下痢、小便黄赤。膀胱俞，主腰脊强、便难腹痛。谚谵，主诸疟、久疟、眼暗。五脏疟，灸五脏俞。意舍，主胁满呕吐。

④手部

手部共有 21 个穴位。肩井，主肘臂不举及扑伤。肩髃，主瘫痪、肩肿、手挛。曲池，主中风、手挛筋急、痹风、疟疾先寒后热。手三里，主偏风、下牙痛。合谷，主中风、破伤风、痹风、筋急疼痛、诸般头病、水肿难产、小儿急惊。三间，主下牙疼。二间，主牙疾、眼疾。支正，主七情气郁、肘臂十指皆挛及消渴。阳谷，主头面手膊诸疾及痔痛、阴痿；腕骨，主头面臂腕五指诸疾。后溪，主疟疾、癫痫。少泽，主鼻衄不止、妇女乳肿。间使，主脾寒之证及九种心痛、脾疼、疟疾、口渴，如瘰疬久不愈，左患灸右，右患灸左。内关，主气块及胁痛、劳热疟疾、心胸痛。大陵，主呕血、疟。劳宫，主痰火胸痛、小儿口疮及鹅掌风。中渚，主手足麻木、战掉蜷挛、肩臂连背疼痛、手背痈毒。神门，主惊悸、怔忡、呆痴等疾，以及卒中鬼邪，恍惚振禁，小儿惊痫。少冲，主心虚、胆寒、怔忡、癫狂。列缺，主咳嗽风痰、偏正头风及单鹅风、下牙疼。少商，主双鹅风、喉痹。

⑤足部

足部共有 26 个穴位。环跳，主中风湿、股膝挛痛、腰痛。风市，主中风腿膝无力、香港脚、浑身瘙痒、麻痹。阳陵泉，主冷痹、偏风、霍乱、转筋。悬钟，主胃热、腹胀、胁痛、香港脚、脚胫湿痹、浑身瘙痒、五足趾疼。足三里，治中风、中湿、诸虚耳聋、上牙疼、痹风、水肿、心腹膨胀、噎膈、哮喘、寒湿香港脚。丰隆，主痰晕、呕吐、哮喘。内庭，治痞满，右患灸左，左患灸右，又主妇女食蛊、行经头晕、小腹痛。委中，治同环跳。承山，主痔漏。飞扬，主行步如飞。金门，主癫痫。昆仑，主足腿红肿、牙齿疼痛。申脉，主昼发足肿牙疼。血海，主一切血疾及诸疮。阴陵泉，主胁腹胀满，中下疾皆治。三阴交，主痞满、痼冷、疝气、香港脚、遗精、妇女月经不调、久不成孕、难产、赤白带下淋沥。公孙，主痰壅胸膈、肠风下血积块、妇女气蛊。太冲，主肿满行步艰难、霍乱手足转筋。行间，主浑身蛊胀、单腹蛊胀、妇女血蛊。大敦，主诸疝阴囊肿、脑衄、破伤风、小儿急慢惊风等症。隐白，主心脾痛。筑宾，主气疝。照海，主夜发、大便闭、消渴。太溪，主消渴、房劳不称心意、妇女水蛊。然谷，主喉痹、咳唾血、遗精、温疟、疝气、足心热、小儿脐风。涌泉，主足心热、疝气、奔豚、血淋气痛。

（5）奇穴治病

李梴提出了 17 个治病奇穴。膏肓，主阳气亏弱，诸虚痼冷，梦遗，上气呃逆，膈噎，狂惑忘误百病。患门，主少年阴阳俱虚，面黄体瘦，饮食无味，咳嗽遗精，潮热盗汗，心痛，胸背引痛，五劳七伤等症。崔氏四花，治病同患门，共成六穴，有坎离既济之象。经门四花，即崔氏四花穴。骑竹马穴，专主痈疽发背，肿毒疮疡，瘰疬疬风诸风，一切无名肿毒，灸之疏泻心火。精宫，专主梦遗。鬼眼穴，专祛痨虫。痞根穴，专治痞块。肘尖穴，治瘰疬。鬼哭穴，治鬼魅狐惑，恍惚振噤。此外，还有灸痉忤、灸疝痛、灸翻胃、灸肠风诸痔、灸肿满、灸卒死、灸癜风等穴。

（二）针刺应用

1. 创多元阴阳迎随补泻和异穴补泻法

针刺的手法直接关系着治疗的效果。李梴在"神针大要四"中强调指出，"迎随"与"飞经走气"之法是"神针"的两大纲要。根据经络具有运行气血、濡养脏腑和各器官组织，并具有反映病候、男左女右、子前午后气血升降之异的特点，创立了以针芒方向为主的"多元阴阳迎随补泻法"，指出"迎随一差，气血错乱"。李梴认为，迎随泛指逆顺的关系，顺者为随为补，逆者为迎为泻，并根据针刺捻转的左右、手足的上下左右、经脉、呼吸、男女、午前午后、数序的奇偶等阴阳属性，结合经脉循行与针刺方向的顺逆，创立了一套多元阴阳迎随补泻法。此法正和《灵枢·终始》"阴盛而阳虚，先补其阳，后泻其阴而和之；阴虚而阳盛，先补其阴，后泻其阳而和之"的理论相应。

李梴还将针刺补泻手法与腧穴功能有机地结合起来，在一组处方中的不同穴位，分别施以补或泻的手法，即一穴用补法，另一穴用泻法的

"异穴分施补泻法"，使针灸辨证论治具有更多的灵活性，从而提高了临床疗效。

李梴在"杂病穴法歌"中总结的"又有一言真妙诀，上补下泻值千金"的心得，是根据《灵枢》"六经标本根结"理论，即标部、结部在头面胸腹，位置高而在上，本部、根部在四肢肘膝以远，位置低而在下，上下是经气活动的两极和内外相应的关系，故认为"上下通接，立时见功"。在"杂病穴法歌"载述的88则治症取穴中，明确注明远道下部穴用泻法的有18方，用上泻下补法的有12方，其上下的内涵还包括了手经与足经相死者，手经穴为上，足经穴为下。在异穴分施补泻的刺法中，使上下呼应，祛邪扶正并施，使经气通接而阴阳自调，其病自除。

2. 呼吸补泻法

李梴呼吸补泻法，强调自然呼吸与着意呼吸相结合。在入针、出针时，令病者着意呼吸；在转针时，又当根据病人的自然呼吸细致地捻转针体。在针刺病者的左侧手足时，要求病人自然呼气而先捻转；在针刺病者的右侧手足时，要求病人自然吸气而后捻转。反之，在针刺病者右侧手足时，要求病人自然吸气而先捻转，再针刺病者左侧肢体时，要病人自然呼气而后捻转。他还根据病人的男女性别、阴阳经脉、午前午后等实际情况，采取不同的呼吸补泻方式。

3. 汗、吐、下法之针刺应用

针灸之汗吐下三法，首先记载于"杂病穴法"中，其言"汗吐下法非有他，合谷内关阴交杵"，并且详述了其具体的针刺手法及止汗、止吐、止泻等避免损伤正气之法。

（1）汗法

汗法，是通过发汗，开泄腠理，逐邪外出的一种治法，引申到针灸治疗中，就是通过刺激穴位，鼓舞正气，迫汗外出，邪方可祛。在《医学入门·卷一·针灸》中言"汗，针合谷"，从取穴上看道理有二：

其一，从经络角度而言，《灵枢》提出了手阳明大肠之脉是"主津液所生病者"，《灵枢·五癃津液别》又云其"温肌肉，充皮肤，为其津"，故其所主之"津"自然包括了汗液。合谷属于手阳明经，故针刺合谷可以调节津的输布，因而调节汗的排泄，既可以发汗又可以防止发汗过多。

其二，从脏腑的功能来理解，手阳明经属大肠，大肠传导水谷，变化精微，故有"大肠主津"之说。合谷为大肠经的原穴，故针刺同样可以通过调节津的输布调节汗的排泄。

在针刺手法上李梴也有其独树一帜的论述，言："入针二分，带补行九九之数，搓数十次，男左搓，女右搓，得汗方行泻法，汗止身温，方可出针。"此处采用搓法发汗，搓法是一种如搓线状，将针柄朝一个方向捻转，使肌纤维适度地缠着针体，利用其牵拉作用来激发经气的针刺手法。

（2）吐法

吐法，即通过呕吐排出宿食、痰涎、毒物的一种治疗方法。其法用于治疗居于胸脘、胃脘部的病邪，通过针刺产生呕吐以祛病邪。李梴在书中谈到"吐，针内关"。如"入针三分，先补六次，泻三次，行子午捣臼法三次，提气上行，又推战一次，病人多呼几次，即吐"。其取内关穴用意有二：

其一，从经络循行来看，内关属手厥阴经。《灵枢·经脉》云："起于胸中，出属心包络，下膈，历络三焦。"其经脉所过之处，正是吐法应用之部位，即胃、心、胸。而且本穴又是八脉交会穴，是心包经在胸中与阴维脉相交会的腑穴，同时也主阴维病证，如《脉经》中所述"诊得阴维沉大而实者，苦胸中病，胁下支满，心痛"。阴维脉主病多位于胸腹，也是吐法应用的病位。

其二，从脏腑功能而言，胃、心、胸三部属三焦中的中上焦，本穴为手厥阴心包经的络穴，联络与之相表里的手少阳三焦经，三焦的生理功能为通行元气，而且三焦是水液运行之道路，故三焦尤其是中焦为升降之枢，应以通畅为主，若不通畅，则元气和水液不通，聚于中焦而生胸满脘胀、闷乱懊烦、上冲欲呕等症。

（3）下法

下法，是通过通便、下积、泻实、逐水，以消除燥屎、积滞、实热、水饮等证的治法。引申到针灸治疗中，除泻下外，还包括催产等，如"下，针三阴交，入针三分"，其取穴可从两方面来解释。

其一，三阴交属足太阴经，从经络走行上来看其脉"入腹属脾络胃"；另外，三阴交又是肝、肾、脾三经的交会穴，三经走行上也经过腹，故可以治疗腹部的疾患。而腹部的疾病，特别是肠胃积热、大便秘结的病证，又是下法所应用的范围，故可以通过针灸中的下法来进行治疗。

其二，从脏腑功能上来说，本穴属脾经，脾主运化，与胃相表里，体现出纳运相得、升降相因、燥湿相济的关系。如胃肠实热，脾胃失衡，调理脾经可间接地调理胃肠。另外，本法所治的肠胃积热、大便秘结，按六经辨证多属阳明腑实证。足阳明胃与足太阴脾相表里，脾经的三阴交穴也可治疗胃经病证。

此外，针三阴交穴可下胎，是下法的另一种体现，因其是肝、肾、脾三经的交会穴，从脏腑功能而言，脾统血，肝藏血，肾藏精，胎与精、血的关系最为密切，故泻其穴则泻其精血，可下胎。

就针刺手法而言，李梴曰："男左女右，以针盘旋右转，行六阴之数毕，用口鼻闭气，吞鼓腹中，将针插一下，其人即泻。"即临床取其泻下作用时，取三阴交穴，针刺行捻转补泻法，让患者深吸一口气，吞入腹中的同时收腹即腹逆式呼吸，有助于排便，也可配合支沟透间使并用泻法助于泻下。

（三）针灸禁忌

1. 禁针穴位

李梴指出，孕妇不能针灸合谷穴，否则容易造成流产；并应禁针石门穴，易造成女子不孕；肩井穴和缺盆穴禁忌进针太深，容易造成患者晕针等。

2. 禁灸穴位

李梴提出了针灸的禁灸穴位，这些穴位包括，哑门、风府、承光、临泣、头维、丝竹、攒竹、睛明、素髎、禾髎、迎香、颧髎、下关、人迎、天牖、天府、周荣、渊液、乳中、鸠尾、肩贞、阳池、中冲、少商、阳关、脊中、隐白、漏谷、阴陵泉、条口、犊鼻、伏兔、髀关、委中、殷门、承上、心俞等。如李梴所言："灸而勿针，针勿灸，《针经》为此尝叮咛；庸医针灸一齐用，徒施患者炮烙刑。"

3. 针灸其他禁忌

李梴在针灸禁忌里，还提出了针灸服药吉日、九宫尻神禁忌、九部人神禁忌、十二部人神禁忌、四季人神禁忌、逐月血忌、逐月血支、十二支人神所在禁忌、逐日人神所在禁忌。

（1）针灸服药吉日

李梴提出，诸如丁卯、庚午、甲戌、丙子、丁丑、壬午、甲申、丙戌、丁亥、辛卯、壬辰、丙申、戊戌、己亥、庚子、辛丑、甲辰、乙巳、丙午、戊申、壬子、癸丑、乙卯、丙辰、己未、壬戌等，即为针灸服药的吉日，但是如果情况紧急即不必讲究吉日。

（2）九宫尻神禁忌

李梴指出，"坤踝震腨指牙上，巽属头兮乳口中，面背目干手膊兑，项腰艮膝肋离从，坎肘脚肚轮流数，惟有肩尻在中宫"。这个方法一岁从坤，二岁从震，周而复始。针灸犯之，重则导致丧命，轻则会发痈疽。

（3）九部人神禁忌

李梴在九部人神禁忌中提出，脐、心、肋、咽、口、首、脊、腰、足，要按顺序轮流顺数忌用针灸。这个方法一岁起脐，二岁到心，周而复始数之。行年犯处，忌用针灸。

（4）十二部人神禁忌

李梴提出十二部的人神禁忌，其顺序为心、喉、头、肩、背、腰、腹、项、足、膝、阴、股。其法亦一岁一位，周而复始数之。

（5）四季人神禁忌

春秋左右胁，冬夏时在腰脐，四季人神处，不要施行针灸。

（6）逐月血忌

行针时须要明血忌，正丑二寅三之未，四申五卯六酉宫，七辰八戌九居巳，十亥十一月午当，腊月时更加逢日闭。

（7）逐月血支

血支针灸，仍然需要禁忌，正丑二寅三卯位，四辰五巳六午中，七未八中九酉部，十月在戌十一亥，十二月于子上议。

（8）十二支人神所在禁忌

子目丑腰耳寅胸，卯脾鼻辰腰膝中，巳手午心未头手，申头背酉背仍同，戌在头面亥头项，十二支人神忌逢。

（9）逐日人神所在禁忌

一足鼻柱小指中：初一足大趾，十一鼻柱，二十一小指。二踝发际外踝同：初二外踝，十二发际，二十二外踝。三腿牙齿并肝足：初三股腿，十三牙齿，二十三在肝与足。四腰胃脘手阳明：初四腰，十四胃脘，二十四手阳明经。五口遍身足阳明：初五口，十五遍身，二十五足阳明胃经。六手在胸又在胸：初六手，十六在胸，二十六又在胸。七内踝气冲占膝：初七内踝，十七气冲，二十七在膝。八腕股内占阴中：初八腕，十八股内，二十八在阴。九尻在足并膝股：初九在尻，十九足，二十九膝股。十腰内踝足跗中：初十腰背，二十内踝，三十足跗。

李梴最后还提出，凡针灸必忌人神、尻神、血支、血忌之类。急病一日上忌一时，正午以后乃可灸，早则恐有昏晕，紧急情况下应不拘早晚。

三、妇科病

李梴对妇人病诊治进行了系统的分类阐述，分为月经病、崩漏、带下、癥瘕、胎前、临产、产后等几类，另附胎杀禁忌。

（一）月经病

1. 月经周期的改变

（1）月经先期

月经先期三五日，若属血热，治疗宜用四物汤加黄芩、黄连，胖人加祛痰药。月经先期十数日，若属血气俱热，治疗宜用四物汤加黄芩、柴胡、香附；若患者体胖，宜用清海苍莎丸加黄连、白术。月经先期五六日以上，且量较多，属内热，治疗宜用四物汤加黄芩、白术。瘦人有火用固经丸，肥人多痰用清海苍莎丸。

（2）月经后期

月经后期三五日，若属血虚，治疗宜用四物汤加人参、黄芪、白术、陈皮、升麻。瘦人血少，四物汤倍当归、生地，加少量桃仁、红花；肥人多痰，二陈汤加南星、苍术、滑石、川芎、当归、香附。月经来少色和者，宜四物汤。月经后期来少或日少五六日以上，若属内寒血涩，治疗宜用四物汤加桃仁、红花、牡丹皮、葵花。点滴欲闭，潮烦，脉数者，四物汤去川芎、生地，加三倍的泽兰叶、少量甘草、十味香附丸。

（3）月经先后不定期

月经或前或后，或多或少，或逾月不至，或一月再至，宜当归散、调经散、单丹参散。月经时行时止，淋沥不断，腹中作痛，是因为寒热邪气客于胞中，留滞血海作疼也。若脐下逆气上攻胸膈欲呕，则用桃仁散，或用当归四钱，干漆三钱，蜜丸服。如腰脐腹痛，则用牛膝散。若或行或止、心痛，则用失笑散。月经适来适断，往来寒热，先服小柴胡汤加地黄，后以四物汤和之。月经频数用四物汤倍芍药，加黄芪。月经不止用四物汤加地榆、阿胶、荆芥，热者倍黄芩，或服固经丸。

2. 月经颜色的改变

月经色紫属风，用四物汤加防风、白芷、荆芥；黑者为热，用四物汤加黄芩、黄连、香附；淡白为虚，用古芎归汤加人参、黄芪、白芍、香附；或夹痰停水以混之，用二陈汤加川芎、当归；如烟尘水，用二陈汤加秦艽、防风、苍术；如豆汁，用四物汤加黄芩、黄连；成块作片、色不变为气滞，用四物汤加香附、玄胡索、枳壳、陈皮。

3. 崩漏

李梴认为，崩漏的原因有虚也有热，可因四气（风、寒、暑、湿）相搏所致，也可因悲忧心痛引起。血热则流，虚则溜，凡非月经期而淋沥不已，就称之为漏下；如果忽然暴下，就像山崩一样，称为崩中。

因虚所致崩漏，多为月经时行房事及劳役过度，损伤了冲任，气血俱虚，不能制约，经血忽然暴下，此时宜大补气血，宜用大温经汤；若气虚用四物汤加人参、黄芪；血虚用四物汤加阿胶、艾叶、炒干姜；久崩不止用百子附归丸、墨附丸；虚寒脐腹冷痛宜用伏龙肝散。

因热所致崩漏，具体病因有二，一是因膏粱厚味，以致脾湿下流于肾，与相火合为湿热，迫经下漏，其色紫黑腐臭，宜解毒四物汤、凉血地黄汤、胶艾四物汤加黄芩，或单芩心丸、四物坎离丸、固经丸；二是因饮食失节，火乘脾胃下陷，颜容似无病，外见脾困倦、烦热不卧等证，经水不时暴至，或适来适断，只宜举养脾胃，加以镇坠心火之药，补阴泻阳自止，宜用升阳调经汤、升阳举经汤。

若四气（风、寒、暑、湿）相搏所致者，如因风冷搏动宜用五积散去麻黄，入醋煎服，或不换金正气散加川芎、官桂，或四物汤加荆芥。寒冷所乘及年老久崩宜用伏龙肝散加附子、鹿茸、阿胶、蒲黄，糯米糊丸服。暑月感受暑邪而致崩宜用单芩心丸，或益元散加百草霜。夏秋季感受湿邪而致崩用升阳除湿汤。

若悲哀过甚则胞络绝，胞络绝则阳气内动，发则心下崩、频频便血，宜备金散、四制香附丸、乌药汤、古橘归丸；忧郁因先富后贫，先顺后逆，心事不足，郁火旺于血脉之中，宜用四物汤加香附、白术各一钱，地榆、黄芪、人参各五分，升麻二分，严重的加棕榈灰，酒调服；心痛严重者，用乌贼鱼墨炒为末，醋汤调服。

同时，李梴指出崩漏的治法应分急治与调护之法。

崩漏急发时，立即制止可能会导致积瘀凝成窠臼，不制止又怕导致失血昏晕，所以先服五灵脂末，因为五灵脂性能行能止，然后分虚热，用调和气血之药，后再服单五灵脂散，去故生新。如崩漏不止宜用乌纱帽散、十灰散、古黑神散、单夏枯草膏；崩漏有火则用固经丸；虚则用女金丹。

崩漏止后，宜四物汤加炒干姜调养。气弱加人参、黄芪；有郁加香附；夹火加黄芩、黄连少许，再服二宜丸。如脾胃气弱者，用补中益气汤；心神不安者用宁神膏、滋阴宁神汤。有心血不足者，有心火亢甚者，若不早治，变为白浊、白淫、血枯发热，则病情预后不佳。

4. 闭经

李梴认为，月经结束后，用力太过，或入房太甚，或者服食燥热，导致火动，邪气盛而津血衰竭出现闭经，故又将其称之为血枯。

若气血盛实，经络遏闭，或时夹痰者，用单大黄膏，或马鞭草取汁熬膏为丸，或烧存性，红花、当归煎汤下；内伤饮食劳倦，损伤脾胃，气弱体倦，发热，腹痛，肠鸣，饮食减少而不生血者，宜用补中益气汤加川芎、生地、天花粉；有肠鸣，月经不来，病在胃，胃虚不生血气者，宜单厚朴五钱，空心水煎，或单苍术膏；水泄少食者，升阳益胃汤；无泄少食者，二陈汤加白术、黄连、便制香附、当归、芍药、牡丹皮、麦门冬、山楂、麦芽；因饮食积者，更加莪术、枳壳。

若湿痰黏于血海导致经闭，用导痰汤加川芎、黄连，不能服地黄，因其滋腻之性易阻遏气机，如用，须姜汁炒过。胃热消渴，善食渐瘦，津液为热燥渴者宜泻胃热，用四物汤合调胃承气汤，名玉烛散，再合凉膈散，名三和散；轻者用小柴胡汤合四物汤去人参、半夏，加天花粉。素虚形瘦，口燥，善食厚味，郁为痰火，有潮热者宜用逍遥散加黄芩；无潮热者宜用四物汤加桃仁、红花，或加味养荣丸。

少年大脱血，或醉后入房，气竭肝肠，月事衰少者，服乌贼丸。堕胎及多产育伤血，或误用汗下克伐之药，以致血衰气乏不行者，宜用十全大补汤。

闭经的原因，大抵是虚、热、痰、气四证。随证调治，饮食调和，自然血气流通。更有凝滞，然后可用红花当归散、紫葳散、通经丸、导经丸之类；虚者只用当归散以通之，通后又须养血益阴，使津液流通即可。

李梴指出，治疗闭经还应注意调摄饮食情志。如恣食咸酸煎炒热燥，以致气血上壅不通者，用红花当归散、紫葳散、单大黄膏。如逾年未嫁，或年未及而思男，思伤心血，火炎脾亏，肺烁肾枯，而血闭成痨，十分难治，宜四物汤加黄芩、柴胡；或逍遥散加山栀、黄芩、黄连，以养血凉血降火；或肾气丸加子芩、红花，养阴柏子丸亦好。因怒逆者，四制香附丸加黄芩、生地；因惊者，抱胆丸。经绝不通者，瓦松散。寡妇郁闷百端，或慕夫不能顿忘，或门户不能支持，或望子孙昌盛，心火无时不起，加之饮食厚味，遂成痰火。其症见恶风、体倦、乍寒乍热、面赤、心烦，或时自汗，肝脉弦长。治当抑肝之阴气，用柴胡抑肝汤、抑阴地黄丸、越鞠丸。如贫苦淡食，四制香附丸主之。若有每日上午神思昏愦，怕见明处，恶闻人语，至午后方可，以及头昏、腹痛、惊惕，稍涉劳动与月经来时，其症尤剧，此不得遂志之故，宜清神养荣，四物汤加人参、茯神、陈皮、柴胡、羌活、甘草、香附。有与鬼交通，由神不守舍，或时独笑，或泣，脉迟伏，或如雀啄，不知度数，颜色不变，宜茯神、羌活、蔓荆子、防风、薏苡仁、黄芪、五味子、麦门冬、石菖蒲、黄芩、甘草，水煎服。

5. 经行兼症

（1）月经时潮热腹痛

若兼潮热腹痛，重则加之咳血、汗、呕，或泻。有潮热汗出则血愈消耗，有咳、呕则气往上行，有泻则津偏于后，有疼则积结于中。若血滞积入骨髓，便为骨蒸；血滞积瘀于中，与日生新血相搏，则为疼痛。血枯不能滋养百骸，则蒸热于外；血枯胞络火盛，或夹痰气、食积、寒冷外邪，则为疼痛。

月经时潮热腹痛分虚实，虚证，潮热有时，为内伤、为虚，宜用大温经汤；实证，潮热无时，为外感、为实。热者，四物汤加柴、芩；经闭者，滋血汤；骨蒸者，大胡连丸、大乌鸡丸；五心潮热者，四物汤加黄连、胡黄连；无汗者，茯苓补心汤；有汗者，逍遥散；经前潮者，血虚有滞，逍遥散加牡丹皮、桃仁、玄胡索；经后潮者，血虚有热，逍遥散去柴胡换地骨皮，加生地、便炒黄芩，此方能加减，为退热圣药。有咳嗽，加桑白皮、贝母、桔梗、知母、麦门冬；咳血，加生地、山栀、牡丹皮；呕吐，加陈皮、半夏、旋覆花；嘈杂，加姜炒黄连，或芩连二陈汤。寻常潮热者，肾气丸、大造丸，或四物汤，加炒黄芩、香附丸，蜜丸服。

（2）痛经

经事欲行，脐腹绞痛一般为血滞，用四物汤，加玄胡索、苦楝、木香、槟榔；疼痛严重用万痛丸；月经临行时痛为气滞，用乌药汤；气滞血瘀用玄胡索散，或四物汤加桃仁、红花、莪术、玄胡索、香附、木香；发热，加柴胡、黄芩。月经将来，阵痛阵止为血实，四物汤加玄胡索、木香、黄连、香附；腿腹痛者，内补当归丸。月经将行，被风冷相搏，绕脐疝痛者为寒气客于血室，用大温经汤、桂枝桃仁汤。月经已来时痛者，四物汤加陈皮、玄胡索、牡丹皮、甘草。经后痛为血虚，宜八物汤、小乌鸡丸。历年血寒，积结胞门，呕吐涎唾，脐胁疝痛，阴冷彻引腰脊而痛者，酒煮当归丸、大温经汤。痛经可通用交加地黄丸、滋阴百补丸、七制香附丸。

（3）经肿

月经后而浮肿，多为血分病，多由于瘀血化水，闭塞胞门，比水肿更难治。如能调其经，则水自消，用小调经散、葶归丸；先浮肿而后月经不通，多为水分病，多因脾不能制血，与水并浮，肌肉为之虚肿，宜用红矾丸。可通用肾气丸，水分君泽泻，加防己、葶苈、木通；血分君牡丹皮，加牛膝、红花。有经闭脚肿者，用桑皮散。

（4）月经时肌肉关节痛

月经时肌肉关节痛又称为血风，为气血虚而袭风冷，身体历节痛，用大芎劳散、麒麟竭丸、趁痛散、血风丸。经闭身痛溺涩，阴虚湿热，用四物汤加苍术、陈皮、牛膝、甘草，水煎频服，间用苍莎丸加苍耳、白芍。月经先期肌肉关节痛者，苍莎丸加苍耳、白芍、龟板、金毛狗脊；月经后期肌肉关节痛者，用逍遥散。项脊痛者，用柴胡调经汤。头身痛、寒热咳嗽、怔悸及一切杂证均可酌情应用人参荆芥散，素体亏虚用女金丹、史国公浸酒方。

（二）带下病

1. 病因病机

带下的病因有湿热、寒湿、痰湿、虚寒、风邪。

（1）湿热带下

赤属血，白属气。其症见头昏目眩，口苦舌干，咽嗌，大便或闭或溏，小便涩，此皆热证，如赤白痢浊一般，但不痛，间有痛多因湿热怫郁，甚则肚腹引痛。妇人服食燥热，性行乖戾，以致肝旺脾亏而生湿热，热则流通，古人有用导水丸下之，继以淡剂渗之，或苦楝丸、大玄胡索散调之。如脐腹痛，暂以辛温开导，如大温经汤、补经固真汤、龟柏姜栀丸。

（2）寒湿带下

带不止用地骨皮、生地、酒，煎分三次服；或白芷散、单益母丸。白带兼痛风，用二陈汤加苍术、黄柏、南星、牛膝、川芎；兼头风鼻涕，用苍柏辛芎散；兼七情，用侧柏樗皮丸。

（3）痰湿带下

肥人多湿，身黄脾缓，阴户如水，或痛，白带，宜升阳燥湿汤、四妙固真丹。湿痰流下，渗入膀胱，宜二陈汤加苍术、白术、升麻、柴胡，或苍柏樗皮丸。如结痰白带，淋沥不已者，先用小胃丹，于半饥半饱时，津液下数丸，至郁积开时，再服芩术芍葵丸。通用五苓散合四物汤，或单樗白皮炒为末，酒糊丸，血虚加四物汤，气虚加参、术、陈皮，火动加黄柏，滑久加龙骨、赤石脂，性躁加黄连，腹痛加干姜。

（4）虚寒带下

虚因月经淋沥不已，或崩中暴下，或产后去血过多，以致阴亏阳竭，荣气不升，经脉凝泣，卫气下陷，精气累滞于下焦，蕴积而成，症见白滑如涕，下流腥臭，用黄芪建中汤去桂枝加当归，水煎吞苦楝丸。久不止，脐腹引阴冷痛者，用东垣固真丸；虚中有火，用补经固真汤、大乌鸡丸。

常用的方剂有：气虚用四君子汤，血虚用四物汤，有火加黄柏，有寒加桂、附。寒始因亡血，复亡其阳，阳气虚极，带下腥臭，多悲不乐者用附桂汤；腹痛阴冷者，四物汤加桂、附。常用酒煮当归丸、小乌鸡丸、螽斯丸、琥珀调经丸。

（5）风邪引起带下

风邪入于胞门，或中经脉，流传脏腑。若伤肝经，青如泥色；伤心经，赤如红津；伤肺经，白形如涕；伤脾经，黄如烂瓜；伤肾经，黑如衃血。宜胃风汤或五积散去麻黄主之。

2. 治法方药

带下病的治疗方法为升提、收涩，如果病久不愈则需健脾固卫。凡崩中带下，或用升提，如升阳调经汤；或用收涩，如伏龙肝散、白芷散。如果暂止而终不止，可以桂枝汤加附子，以固卫气；四君子汤加草果、丁香、木香，以燥水健脾；或用理中汤加陈皮、半夏；或单半夏丸，用芎、归煎汤下；或补中益气汤、平胃散。这些均补胃健脾，使气血自循，故带下自止。

3. 类证鉴别

（1）白淫

李梴认为，思想无穷，所愿不得，意淫于外，入房太甚，发为筋痿，久为白淫，白物淫如白精之状，不可误作白带过服热药。又有日夜流津，如清米泔，或如年胶者称为白崩，与白淫大同，多忧思过度所致，难治，宜平补镇心丹。因思伤脾胃者，用四七汤下白丸子或归脾汤；痞闷少食者，用沉香降气汤；因劳伤肾气，心肾不交者，用金锁正元丹、小菟丝子丸、威喜丸、硫苓丸。

（2）处女与孕妇带下病

处女月经初潮，一时惊悸，或浴以冷水，或当风取凉，故患带下病，宜用琥珀朱砂丸。孕妇带下，全是湿热，宜用芩术樗皮丸。平时阴阳过多及产后亡血下虚，风邪乘虚入于胞络，宜暖宫丸加姜、附子、吴茱萸，或黄芪建中汤去桂枝，加当归，水煎吞苦楝丸。

（三）癥瘕

1. 病因及种类

癥者，坚而不移；瘕者，坚而能移。瘕比癥稍轻。癥瘕的病因多为冷、热、食积或者郁怒。多因产后及经期时，或饮食生冷，以致脾虚与脏气相结；或七情气郁生痰，皆必夹瘀血而后成形。癥瘕的种类有癥瘕、疝癖、石瘕、肠覃、食癥、血癥、食瘕、血瘕 8 种。

2. 治疗及调理

（1）辨证治疗

虚冷者，用内炙散、琥珀丸、温白丸。热者，用消块丸、连萝丸，外贴三圣膏、神效阿魏散。病久不愈者，用猪肝丸、辰砂一粒丹、神圣代针散。瘀血者，用四物汤加桃仁、韭汁，病情严重的加蜀葵根、玄明粉；或用桂枝桃仁汤，外以韭菜捣饼熨痛处；或万痛丸、桃奴散。食积，宜三棱煎、保和丸、红丸子；虚者，用白术膏、补中益气汤；热者，用大承气汤加黄连、芍药、川芎、干姜、甘草，或单黄连丸、小调中汤加贝母，姜汁糊丸服。郁气用白葱散、蟠葱散、七制香附丸、当归龙荟丸。痰饮，宜润下丸，或二陈汤加香附、枳壳、桔梗；痰瘀食积者，用白芥丸、海石丸。

（2）癥瘕愈后的调理

李梴认为，治癥瘕当调其气而破其血，消其食而豁其痰，衰其大半而止，不可猛攻峻施，徒伤元气，以扶脾益气为主。愈后宜服大小乌鸡丸、八珍汤、交加散、交加地黄丸调养。

（四）胎前病

1. 胎前保健

若冲任不充，偶然受孕，气血不足荣养其胎，宜预服八珍汤，补养气血以免胎坠堕。或原有热而后受孕或孕后夹热及七情劳役动火，轻则胎动不安，重则遇三、五、七月必堕，宜安胎丸常服，以消其热，热清则血循经而不妄行，所以养胎。同时，李梴认为应根据怀孕的不同阶段调养。

（1）胎一月、胎二月

胎二十七日，即一月时称之为胚，为足厥阴脉所主。这时月经闭，无痛，饮食稍异平日，不可触犯及轻率服药。又三九二十七日，即二月时，为足少阳脉所主。胎第一个月时，此月腹中或动或不动，犹可狐疑；若吐逆思酸，名曰恶阻，已经明确有孕；或偏嗜一物，是因为一脏之虚，如爱酸物，是因为肝脏养胎而虚。二三个月间，忽心腹痛不安者用当归，阿胶、甘草，葱煎服。

（2）胎三月、胎四月

又三九二十七日，即三月时，此时已发育成人形，可称之为胎，为手厥阴脉所主。此时如无恶阻等症，胎有可疑者，可用验胎法。用川芎末，五更艾汤调服，服后腹中不觉动者，则为经病；如觉微动者，则为有孕。或因惊恐坠堕，胎气不和，转动不能，脐腹疼痛者，温酒调服当归。如胎不安及腰背痛不可忍者用古杜续丸。四月男女可区别，为手少阳脉所主，此时孕妇多心腹膨胀，饮食难消，严重的用平胃散，换白术加香附、乌药、大腹皮。如因惊怒动胎下坠，小腹痛引腰胁，小便疼痛下血者用安胎当归汤。四五个月，忽然心腹痛者用大枣十四枚炒黑，盐一钱烧红，研为细末，取一撮，用酒调服即可愈。

（3）胎五月、胎六月

五月为足太阴脉所主，六月为足阳明脉所主。五六月胎不安者，安胎饮、固胎饮可选用。

（4）胎七月、胎八月

七月为手太阴脉所主。如胎气不安常处者，也称为阻病，宜用旋覆花散。八月皮肤、形骸渐长，九窍都已长成，为手阳明脉所主。如胎不安者，单用砂仁略炒为末，米饮送下，止痛行气，但非八九个月内不可多服。如胎肥大用束胎丸。

（5）胎九月、胎十月

九月始足少阴脉所主，十月为足太阳脉所主。此时若两月素难产者宜用达生散，素肥盛及奉养安逸太过者宜枳甘散，素怯弱者宜益气救生散。

2. 胎前诸病

（1）小产的时间及预防治疗

半产多在三五个月及七个月内。若前次三个月而堕，则下次必然还会出现这种情况。凡半产后，须多服养气血、固胎元之药，以补其虚损。下次有胎，先于两个月半后，即服清热安胎药数帖，以防三个月再堕。至四个半月后，再服八九帖，防五个月。又至六个半月后，再服五七剂，以防七个月。及至九个月即可保胎。

（2）怀孕期感伤并杂症

妊孕寻常感风咳嗽，头痛发热，用参苏饮去半夏热服，令肌体微润；风热甚者，用双解散去芒硝、大黄、麻黄、石膏；感寒胸满欲呕，苦腹满痛，大便清者，用大正气散去半夏，加吴茱萸、阿胶；感暑眩冒、烦渴、尿赤、惊惕、呕吐、脐下苦急者，用香薷散合古芩术汤，或十味香薷散；感湿腹胀，身重者，用平胃散；泄者，用三白汤加砂仁、厚朴、苍术；内热者，加黄芩；内伤七情，气滞不行者，用紫苏饮；内伤劳役以致小腹常坠，甚则子宫坠出者，气陷也，用补中益气汤；如因房劳者，用八物汤加酒炒黄芪为君，防风、升麻为使；内伤饮食，胸胁满痛者，平胃散换白术，加山楂、麦芽、黄连；多食姜、椒、热酒、腥膻、炙煿之物，以致胎热，使胎母两目失明、头痛、腮肿、项强者，宜消风散，或四物汤加黄芩、黄连、荆介、防风；内伤生冷，或外又感寒，以致胎冷不转，脐腹绞痛，肠鸣泄泻者，宜以理中汤治之，泄泻严重者加木香、诃子、陈皮、白芍、粟米，中病即止；因感伤以致胎虚寒者，用八物汤加吴茱萸、阿胶。

杂病与男子治法同，但孕妇服药，禁忌不犯则不动胎。如子疟热多，用清脾饮去半夏；寒多，用人参养胃汤去半夏；久不愈者，用胜金丹截之。胎痢热者，用古芩术汤、黄芩汤；虚者，用胃风汤、香连丸。伤冷疟痢交作者，用醒脾饮子。胎惊，心中怔忡，睡卧不宁，热者，用朱砂安神丸；虚者，用定志丸等。

（3）调治三禁

妇人天癸未行属少阳，天癸已行属厥阴，天癸已绝属太阴。所以胎产病，治厥阴经，治无犯胃气及上二焦，为三禁，不可汗、下、利小便是也，汗则痉满，下则伤脾，利小便则亡津液，多以四物汤为主。

（4）胎动心腹作疼

受胎不坚，或因惊恐，或因喜怒不常，或因冲任二经原夹风寒而受胎，或因登厕风冷攻入阴户，以致胎动，而母心腹作痛，甚则腰痛下血，当安胎而母自定。

胎动因七情气逆，心腹胀满疼痛者，宜紫苏饮；因外感发热、头痛、呕逆、胸胁胀满者，安胎饮加柴胡、大腹皮；气血虚者，安胎饮倍参、术；虚热者，用固胎饮。腹痛服安胎药不止者，须辨寒热虚实。寒者，理中汤加砂仁、香附；热者，黄芩汤；血虚痛者，四物汤，或平胃散加苏盐煎汤，吞二宜丸；气虚痛者，四君子汤加芍药、当归；气实心腹胀痛者，用香附、枳壳等分为末，空心白汤下。心痛寒者，艾叶、小茴香、川楝等分，空心水煎，或草豆蔻丸；热者，二陈汤去半夏，加山栀、黄芩。心腹痛，素有冷气，腹痛冲心，如刀刺者，四物汤去地黄，加茯苓、厚朴、人参、吴茱萸、桔梗、枳壳、甘草，水煎服。心腹大痛，气欲绝者，古芎归汤加茯苓、厚朴等分，水煎服。单方用鲤鱼食治，加入大枣十四枚，炒盐一钱，酒少许，煮汁喝；不饮酒者用鲤鱼和粳米、姜葱煮粥，十日一食，善能护胎长胎。腰痛最为紧急，酸痛者必是要生产；因七情者，紫苏饮加杜仲、续断；因闪挫者，用补骨脂二钱为末，胡桃肉一个，研匀，空心酒调服；素虚痛者用青娥丸；腰痛如折，不能转侧者用鹿角五钱，火锻酒淬，再锻再淬，以碎为度，研末酒调服。胎动下血者宜用胶艾芎归汤，或加砂仁、秦艽、卷柏、桑螵蛸、桑寄生、杜仲。下血腹痛难忍或下黄汁如漆，如豆汁者，用野苎根、金银花根，水、酒各半盏煎服。下血阴道痛者，用黄连末，酒调服。

（5）母病或压坠

若因母病以致胎动者，只需要治母病而胎自安。如母有宿疾而胎不旺者，用长胎白术丸。有羸瘦夹痰，气血枯竭，胎儿终不可保者，用牛膝四分，木香、桂心、蟹爪各二分为末，空心温酒调服，又用红酒曲五两，渍酒十盏，煎二沸去渣，分五服，隔宿四服，第二天早上再服。其子如糜，令母肥盛无疾，或麦芽、神曲煎服，古芎归汤效果也好。孕妇或从高坠下，重物所压，致动胎元，心腹痛甚，下血者用砂仁略炒，研为末，热酒、盐汤、艾汤均可调服。觉腹中热，其胎即安，胎家无所不治，功同黄芩、白术。如去血过多者用古芎归汤加阿胶、艾叶。

（6）安胎大法

李梴认为，安胎多用古芩术汤加阿胶；兼风邪加生姜、豆豉；寒加葱白，或干生姜少许；热加天花粉；寒热加柴胡；项强加葱白；温热腹痛加白芍；腹胀加厚朴；下血加艾叶、地榆；腰痛加杜仲；惊悸加黄连；烦渴加麦门冬、乌梅；思虑过度加茯神；痰呕加旋覆花、半夏曲；劳役加黄芪；气喘去白术加香附；便燥加麻子仁；素惯难产加枳壳、苏叶；素惯堕胎加杜仲；素血虚加川芎、当归，此安胎圣药。凡卒有所下，急则一日三五服，缓则五日、十日一服。妊孕脾土运化迟滞则生湿，湿则生热，故用黄芩清热以养血，白术健脾以燥湿，多服安胎丸、金匮当归散、加味养荣丸等。

（7）胎漏

心腹痛而下血者，为胎动，不痛为胎漏。热者，必下血多。内热作渴，宜用四物汤加白术、黄芩、黄连、益母草，或金匮当归散、加味养荣丸。血黑成片，用三补丸加香附、白芍。血虚来少者，用古胶艾汤，或合四物汤、长胎白术丸。气虚者，用四君子汤加黄芩、阿胶。因劳役感寒，以致气虚下血欲坠者，用芎归补中汤；或下血如月信，以致胞干，母子俱损者，用熟地、炒干姜各二钱为末，米饮调服。

胎漏亦有肥盛妇人月水当来者，或因如厕，风攻阴户者，虽不服药，亦或无恙，但作胎漏，遽用涩药治之反堕。只有房事后下血者为真漏胎，宜用八物汤加阿胶，艾叶。

尿血自尿门下血，胎漏自阴道下血。妊娠尿血属胞热者多，四物汤加山栀、发灰，单苦荬菜饮亦妙。因暑者，益元散加升麻煎汤下；虚者，胶艾四物汤；久者，用龙骨一钱，蒲黄五钱为末，酒调服。

（8）妊娠恶阻

妊娠恶阻症见大吐，或时吐清水，恶闻食臭。由于子宫经络络于胃口，故逢食气引动精气冲上，必食吐尽而后精气才可安，多数过百日则愈，可以用二陈汤加竹茹、生姜，热加芩、连。因怒者，黄连丸，茯苓煎汤下。无阴则呕者，左脉必弱，头疼全不入食，八物汤合二陈汤，加枳实、桔梗。气弱用四君子汤加陈皮、麦门冬、厚朴、竹茹。日久水浆不入口，吐清水者，并加丁香。恶闻食气，多卧少起者，旋覆花散。三四个月病恶阻者，多因胎动不安，或兼腰腹疼痛者，保胎饮；兼疟痢，口中无味及曾伤风冷者，醒脾饮子；兼伤食者，二陈汤加砂仁、香附，或单白术为丸，或单砂仁为末，米饮下。严重者，红丸子效果佳。

（9）子烦

妊孕心烦躁闷，称之为子烦。多为受胎四五个月的时候，相火用事；或应天令五六月间，君火大行，均能乘肺，以致烦躁，胎动不安。相火盛者单用知母为末，蜜丸芡实大，每三丸用酒送下，日月未足、欲产及虽产者都可以见效；君火盛者用单黄连丸；心神不安者宜用朱砂安神丸；烦甚恐伤胎者用罩胎散。不可用虚烦药治疗。或有停痰积饮，滞于胸膈之间，也可以使烦躁、胎动不安，用茯苓、防风、麦门冬、黄芩等分，竹叶减半，水煎，用竹沥调服。

（10）子悬

妊孕四五个月以来，相火养胎，以致胎热气逆凑心，胸膈胀满疼痛，称为子悬，宜用紫苏饮。心腹胀满严重者，加莪术及丁香少许。不食者，古芩术汤倍白术，加芍药。甚则闷绝欲伤人，火盛极，一时心气闷绝而死，连进紫苏饮。

（11）子死

如果孕妇误服动胎药，子死腹中，此时两尺脉绝者，表现为憎寒、手指唇爪俱青，全以舌证为验，宜用古芎归汤。

（12）子肿

妊孕经血闭以养胎，胎中夹水湿，与血相搏，湿气流溢，故令面目肢体遍身浮肿，称为胎水，又称为子肿，在妊娠五六个月出现。其发病原因为烦渴引饮太过，或泄泻损伤脾胃，脾虚不能制水，血化为水所致，宜五皮散，倍加白术为君；气喘小便不利者，防己散；湿热盛者，单山栀炒为末，米饮调服，或单用山栀丸。

（13）腹大异常

妊孕五六个月时，腹大异常，高过心胸，气逆不安，是由于胎中蓄水所致。若不早治，会导致胎儿手足软短，形体生理残障，或生下即死，子母难保。宜服用鲤鱼汤，服至肿消水散为度。仍常煮鲤鱼粥食之。

（14）脚肿

妊孕七八个月后，两脚浮肿，头面不肿，是由于胞浆水湿下流。微肿者易产，称为皱脚；肿甚者，平胃散加木瓜；夹外感者，槟苏散；自脚面肿至膝腿，喘闷妨食，甚至足趾间有黄水出者，称为子气，宜天仙藤散；如脚腰肿者用肾着汤，手脚肿者用赤小豆、桑白皮等分，水煎服，重者加商陆。

（15）妊孕中风

体虚受风，而伤太阳之经络，后复遇风寒相搏，发则口噤背强，痰涎壅盛，昏晕不识人，时醒时作，称为儿晕，又称为子痫，又称为痉，甚则角弓反张用小续命汤。严重者用羚羊角汤；轻者四物汤加葛根、牡丹皮、秦艽、细辛、防风、竹沥。有痰加贝母、陈皮、茯苓、甘草，或古芎活散。如中风寒犯触，身体尽疼，乍寒乍热，胎不安常，苦头眩痛，绕脐下寒，时时小便白如米泔，或青黄，寒栗，腰苦冷病，目视眈眈者，四君子汤去茯苓，加当归、厚朴、薤白、姜煎，入酒调服。不省人事者单荆芥散。

（16）子淋

妊孕者饮食积热膀胱，以致小便闭涩，又称为子满，宜古芎归汤加木通、麦门冬、人参、甘草、灯心，临月加滑石。热盛者，用五淋散。房劳内伤胞门，冲任虚者，四物汤合六君子汤，或肾气丸。脏腑积热，大小便不通者用赤茯苓、枳壳等分，大腹皮、甘草减半，葱白煎服；或四物加黄芩、厚朴、枳壳。胞热小便不通，身重恶寒，头眩者用冬葵子、赤茯苓等分为末，米饮调服。

（17）转脬溺闭

转脬者，脬系转戾，脐下急痛，小便通，多禀弱、性急、厚味者。妊孕脬为胎压，展在一边，脬系转戾，但升举其胎，脬转水道自通，宜四物汤合六君子汤，去茯苓，探吐以提之。无孕者亦同，不可专用滑渗之药。有素肥盛忽瘦，两尺脉绝者为阴虚，宜用肾气丸；甚者冬葵子、赤茯苓、赤芍等分，水煎，入发灰少许。有热者，芩术汤合益元散调服。或者将妊孕倒竖起，其胎不坠，其溺自出。产后有脬转，或脬出者，捣葱白于脐上，灸之效显。

（18）遗尿

妊孕遗尿，古方用白薇、白芍等分为末，每三钱，酒调服。但是有虚有热，赤者属热，古芩术汤加山茱萸、五味子少许；白者属虚，安胎饮。

（19）子喑

妊孕三五个月以来，忽然失音不语者，是胞络脉绝。胞系于肾，肾脉贯舌，无需治疗，分娩后即自能言。腹中作钟鸣，或哭者，用多年空房下鼠穴中土为末，酒下或干噙之，即止。腹中儿啼者，黄连煎浓汁呷之，或青黛亦好。有脏躁悲伤惨戚、呕下者，大麦、甘草、枣煎服。有自哭自笑者，红枣烧存性，米饮调服。

（20）发痘

胎前患痘，用峻药动胎，去血泄气，必死。

3. 治法

胎前治法大要为祛邪保胎。李梴提出，胎前诸证多因湿、痰、风、热、虚，祛邪保胎是根本。孕妇因脾土不运而生湿，湿生痰，痰生热，热生风。如子肿，湿也；恶阻，痰也；子烦、子淋，热也；子痫，风也；子悬，气也；转脬，虚也。治以清热、渗湿、消痰、顺气、疏风、补虚，或针对兼杂证调治，总以祛邪保胎二法并行。

4. 饮食禁忌

李梴提出妊娠饮食的禁忌，归类如下：鸡肉若合糯米同食，则子易生寸白虫；食狗肉，则易令子无声；若鲤鱼和鸡子同食，则子生疳蚀疮；食兔肉，则子缺唇；食羊肝，子多厄；食鳖肉，子项短缩头；鸭子同桑椹食，子倒生心寒；鲜鱼同田鸡食，子喑哑；雀肉和豆酱同食，子生雀子斑；食螃蟹，易导致横生；食姜芽，令子多指；食冰浆，令绝产；食雀肉饮酒，子多淫无耻；食茨菰，消胎气；食驴马肉，过月难产；豆酱藿菜合食易堕胎；食山羊肉，子多病；食鳅鳝无鳞鱼，难产；食诸般菌，生子易惊风而夭；食雀脑，子易患雀目。勿妄服汤药，勿妄用针灸，勿过饮酒浆，勿举重登高涉险。心有大惊，子必癫痫。勿多睡卧，须经常走路，运动则血脉和；勿劳力过伤，使肾气不足，子必解颅，脑破不合。穿衣不要太厚，吃的也不要太饱，若脾胃不和荣卫虚损，子必羸瘦多病。

（五）临产

临产时切不可慌张，宜服益母膏。有体弱性急者，腹痛或作或止，名弄痛；浆水淋沥来少，名试水。虽脐腹俱痛，发动露顶，而腰不痛者，切莫慌张，切忌产婆动手于腹上揣摩。只待临产，腹痛阵密，破水以后并腰痛，眼中如火，方可坐草；须待儿头直顺且正，逼近产门，方可用力一送。如坐草太早，用力太过，产母困倦，及至迟滞，需用催生之药。

凡难产都是孕后纵欲，或者骄恣全不运动，又食生冷硬物凝滞，或身材矮小女子盆骨太小，或腹大甚，胎水未尽，或临产闲杂之人惊恐产妇。恐则精怯，精怯则上焦闭，闭则气还，下焦胀而不行，宜紫苏饮。气实者，瘦胎枳甘散；气弱者，宜用达生散。

1. 未破浆者

如腹痛浆水未破，宜用古芎归汤活血；若浆水已破而少痛，虽痛而不频繁，宜用安胎饮或达生散。切不可轻用峻药，反伤胎气而生产愈难。产母也要随意睡觉吃饭，但不可睡得过多或吃得过饱。

2. 破水已久难下

破水多则血干涩，必用黑神散；血虚用古芎归汤；气弱用四君子汤；

横逆侧产，每加麝一厘。此时，如舟坐砂上，须涌水而后可通。服此药后，外用葱二斤，捣烂铺于小腹上，用急水滩头沙一斗，炒热，将布袱于葱上，轻轻略揉。

3. 催生宜迅速

催生有露顶顺正，而生犹迟滞，恐外感风冷寒暑所阻。夏月热产，则气散血沸，宜五苓散加葵子，或三退六一散；冬月冻产，则血凝滞，需使房中保持温度，宜催生五积散。有水道干涩不能下时，服黑神涩药又多者，用清油、白蜜等分，猪肝煮汁调服；或六一散七钱，加葵子五钱为末，每二钱热服。有产难日久水干及触犯恶气，心烦躁闷，用兔脑丸；腰痛心烦，用人参、乳香各二钱，辰砂五分，为末，鸡子清调姜汁化开，凉服。

4. 横逆需分清

横者指儿先露手。因腹痛儿身未转，产母用力一逼，导致胎儿横来。需让产母安然仰卧，产婆轻手徐徐推胎儿稍上，渐渐以中指摩其肩推上，又攀其耳而使其胎位转正，同时服芎归黑神散，固血生血；须待胎儿身正直，且顺临门，服阿胶、滑石、葵子为末，温酒入蜜搅匀服之，然后才可用力送下。

逆者指先露其足。因产母气乏，用力太早，导致胎儿逆来。这时应让产母安然仰卧，产婆徐徐推足，服芎归黑神散固血活血，等候胎儿自顺。若经久不生，可让产婆轻缓用手推足，令就一边直上，使胎儿头一边渐渐顺下；多服芎、归等药，等待胎儿身转，门路正当，然后用三退散调服，方可用力送下。

5. 坐产露臀

坐者指先露其臀。宜在高处牢系手巾一条，让产母用手攀；服固血药，轻轻屈足良久，胎儿即可顺利生产。

6. 盘肠

盘肠指小肠先出。急用热水浸软旧布，盖住其肠，不可包扎；外用醋半盏，新汲水多半碗，喷产母面，每一喷，让产妇一缩，三喷三缩，以小肠收尽为度；又以如圣膏贴产母头顶中心，肠上即拭去；内兼服川芎、当归、人参、黄芪大补之药，加升麻、防风以提之。如果有久而为风吹干不能收，用磨刀水少许，火上温过以润其肠，后用好磁石煎汤一盏服之，其小肠自收。

7. 碍产肩脐带绊

碍产因儿身翻转脐带绊住其肩，虽露正顶，而不能生。让产母仰卧，产婆轻轻推儿近上，徐徐引手，以中指托起儿头，下其脐带，服固血药，须等胎儿身正顺，方可用力送下。

8. 露额

侧者因儿方转身，被产母用力一逼，以致儿头偏坠左腿，忽偏坠右腿，或露左额角，或露右额角，使儿头偏坠一边。多服芎归黑神散；让产母仰卧，产婆轻轻推儿近上，以手正其头，直向入门，然后再用力送下。若是儿顶后骨偏坠谷道，只需要使胎儿露额，产婆以棉衣炙令温暖，用手于谷道外畔轻按，推胎儿头上而使其转正；服催生药后，让产母用力送下。

9. 蓦然目翻口噤吐沫

此证多因生产时误用催生峻药，伤母气血，急用安胎，过月而产，或有经一年、二年至四年、五年而产者，均是仓皇用力太早之过的缘故，或因子欲生时，胎儿枕先破，败血裹住。宜盐豉一两，用青布包烧存性后入麝香一钱为末，用秤锤烧红，淬酒调服一盏，以新汲水磨京墨服之，墨水裹胎儿身出；或川芎、当归、益母草、葵心皆能逐瘀以开产道。有坐草之时，蓦然目翻口噤吐沫用霹雳丹。

10. 舌黑

临产见舌黑，兼指甲青黑、胀闷不食、口中极臭，用平胃散加朴硝五钱，水酒煎服，其胎化成血水而下。便闭脉实，用大黄备急丸，或单鹿角为末，葱豉煎汤调服；昏沉脉微，用养正丹，浓煎乳香汤下一百二十丸；血干或有寒，用四物汤下古桂香丸；气弱，用催生五积散，加麝一厘。双胎一死一活用蟹爪一盏，甘草二两，东流水十盏，煎至三盏，去渣，入阿胶三两，分二三次顿服，即可以使生者安，死胎娩出。通用霹雳丹、夺命丸，外用如圣膏贴足心，仍服催生药及通关散吹鼻即下。

11. 胞衣不下

临产因血胀致胞衣不下是因为用力太早，产下不能更用力而送出胞衣，停久被外冷所乘，则血涩胀胞而胞衣不能娩出。腹满冲胸、喘急疼痛者急将脐带以少物系坠，然后截断，否则胞上抱心而死。只要产母心安，不可只依靠产婆用手，宜内服牛膝汤、催生五积散，或用真血竭为末，酒调服。严重者用夺命丹，外用如圣膏贴脚心。昏晕危甚，用八味黑神散、黑龙丹。

（六）产后病

1. 难产致瘀

难产气衰，则会导致瘀血停留，可采用以下方法调治。

产后，用古芎归汤加童便一半服之。如无童便，以淡醋磨墨一小盏，入前汤药亦好。服药后，且闭目少坐，然后上床仰卧，不得侧卧，宜立膝，不可伸足，高枕厚褥，四壁无风，时以人为从心括至脐下，如此三日。不可太睡熟，宜频唤醒，时时置醋炭，或烧干漆与旧漆器，以防血迷血晕。夏月房中不可太热，也不可人多气盛，以致热过，则气耗散而不能送血。且不可太饱，宜喝白粥。

同时，产后一月之内，不能针线劳役，当时不觉大害，月后即成褥劳，手脚及腰腿酸痛；也不可脱衣洗浴，强起离床太早，以致外感身强，角弓反张，发生褥风。如产后即有性生活，则可令下部终身虚疾，必须得过了百日方可。须知产后百病，皆血虚火盛，瘀血妄行而已矣。间有内伤饮食，外感风寒，然亦必先逐瘀补虚为主。产后瘀消后方可用补药，如左脉弱加补血药，右脉弱加补气药。如不逐瘀，遽服人参、黄芪甘炙停滞之剂，易导致瘀血攻心。

2. 产后失血过多

产后去血过多，则眼花头眩，昏闷烦躁，或见头汗者，古芎归汤加入童便，严重者可加炒干姜、人参；汗多，加黄芪，或八味黑神散、单五灵脂散、返魂丹。胃弱血虚发厥，仓公散、白薇汤。临产用力劳心，气虚而晕，用人参一两，苏木五钱，水煎入童便调服。气血俱虚，痰火泛上作晕，八物汤合二陈汤去白芍。火载血上昏晕，或夹风邪者，清魂散。被惊者，抱胆丸、朱砂安神丸。腹心疼痛，全是瘀血，用八味黑神散、四味散、失笑散，有寒热用当归须散。虚寒心痛用桂心汤，感寒用理中汤。七情心痛用木槟汤。食滞寒热，心腹痛用熟料五积散加莪术。小腹痛又称为儿枕痛，单五灵脂散，或加桃仁醋糊为丸。气虚用四君子汤，血虚用四物汤。产门脐下虚痛者，大温经汤、羊肉汤。通用女金丹、加味益母丸。

3. 产后发热恶寒

产后血虚发热，气虚恶寒，气血俱虚，发热恶寒，切不可发表。阴虚血弱宜用四物汤，小热加茯苓为君；热甚加炒干姜为佐；去血过多，外热内烦，短气闷乱者，人参当归散。蒸乳发热用四物汤加参、芪、白术、天花粉；发热昼静夜剧者，四物汤去芍药，量加柴胡；气血俱虚寒热用补虚汤。

4. 蓐劳

产后劳役过度，称为蓐劳。其症状为虚羸，乍起乍卧，饮食不消，时有咳嗽，头目昏痛，发渴盗汗，寒热如疟，臂膊拘急。宜十全大补汤去川芎，加续断、牛膝、鳖甲、桑寄生、桃仁为末，猪肾一对，去脂膜，姜一片，枣三枚，水二盏煎至一盏，入前末二钱，葱三寸，乌梅半个，荆芥五穗，同水煎，空心服。身痛寒热用当归羊肉汤、腰子汤。

5. 产后寒热腹痛

产后寒热腹痛为有瘀血，如腹痛胸满呕泻，必兼伤食。食肉太早瘀滞者，熟料五积散，痛甚加莪术，呕加砂仁，泻加干姜、附子、人参。泄泻不止，脐腹痛者，理中丸加肉豆蔻。夹寒腹痛肠鸣，小便清白，不渴者，宜用四君子汤合五苓散，加肉豆蔻、炒白芍。夹热肠垢便涩，痛一阵泻一阵，口渴者，宜四君子汤合四苓散，加酒炒黄连及木通少许，或益元散。夹湿身重腹胀者，用胃苓汤。呕吐因败血乘虚入胃胀满者，六君子汤加泽兰叶、赤芍、干生姜。腹胀胃气不和者，用桔梗、半夏、陈皮等分，姜煎服。脾脉弦者，用三白汤加干姜、陈皮、滑石、甘草。饮食成积痞者，内炙散、睹睆丸。霍乱吐泻，烦渴肢冷者，用理中汤加陈皮、麦门冬，姜煎。厥冷者，加附子；渴者，用五苓散；转筋，宜用木萸散。

6. 产后外感

产后外感，下床太早，或换衣袭风，寒邪入于下部，使人寒热似疟，头痛不歇。血虚者，用古芎归汤加人参、紫苏、干葛；血气虚，补虚汤加陈皮、干姜；寒热，用熟料五积散；热不止，用黄龙汤。如体盛发热恶寒及疟痢，用小柴胡汤合四君子汤、四物汤，加黄芪，名三分散，切不可以伤寒治法。曾误服热药过多，热证大见，久而便闭，用柴胡破瘀汤，或四物汤加大黄、芒硝，暂服。

7. 产后身痛筋挛

产后气血升降失常，留滞关节，筋脉急引，或手足拘挛，遍身肢节走痛者，趁痛散；或余血不尽，流于遍身，腰脚关节作痛者，五积散去麻黄，加人参、香附、小茴、桃仁、木香等分，姜煎服。产后诸风痿弱，筋挛无力，血风丸，或煎服。烦渴气虚，生脉散；血虚，四物汤加天花粉、麦门冬；气血俱虚，作渴头眩，脚弱，饮食无味，用人参二钱，麦门冬一钱半，熟地七分，天花粉三钱，甘草五分，糯米、姜、枣煎服。虚烦，用人参、麦门冬、小麦、茯苓各一钱，竹茹一弹丸，半夏八分，甘草五分，姜煎服。心虚惊悸者也适宜。

8. 产后发热自汗

产后发热自汗用归芪汤，出汗严重加白术、防风、牡蛎、麦门冬、熟地、茯苓、甘草，或黄芪建中汤。自汗兼肿满，大调经散；自汗肢体疼痛，用当归羊肉汤。发热盗汗，用猪腰子一枚，糯米半合，葱白二段，煮米熟取清汁一盏，加入人参、当归各一钱，煎服。大便闭，用古芎归汤加防风、枳壳、甘草；闭涩，用麻子仁丸，或苏麻粥。产后去血多则血晕，血晕则多汗，多汗则大便闭，均是血虚的表现。小便不通，腹胀满用盐填脐中，葱白一束，切作一指厚放盐上，以艾炷灸，热气入腹即通。若热，则用六一散加槟榔、枳壳、木通、麻子仁、葵子，水煎服。

9. 产后舌强不语

产后败血停蓄，上干于心，心气闭涩，导致舌强不能言语，宜用七珍散、四味散。有临产服汤药过多，为胃湿，宜用熟料五积散、六君子汤。痰热迷心不语，用导痰汤；痰气郁滞，闭目不语，用生白矾末一钱，温水调服。

10. 产后乍见鬼神

产后乍见鬼神不是因为风寒，也不是因为鬼神作祟，而是由于产后血气虚弱，伤及肝心，由于败血攻冲，邪淫于心，使胡言乱语，宜用小调经散加龙脑少许，或妙香散加当归、地黄、黄连。若瘀血迷心，妄言妄见，导致心虚谵妄昏晕，宜用八物汤去芍药，加琥珀、柏子仁、远志、朱砂、金银花煎服；甚者，用黑龙丹。产后血少，怔忡，睡卧不宁，用十味温胆汤，或宁神膏、定志丸。

11. 产后五淋

产后五淋者，宜用白茅汤；败血淋沥不断者，用乌金散；淋久不止，四肢乏力沉困者，用牡蛎散；在生产时，被产婆误损尿脬，以致日夜淋沥者，宜用四君子汤加黄芪、陈皮、桃仁，用猪尿脬煮清汁煎，温服；血虚者，加川芎、当归。

12. 产后中风并浮肿

产后中风称为蓐风，其表现为口噤，牙关紧急，手足瘛疭，血晕强直，心眼倒筑，吐泻欲死，宜单荆芥散、古荆归汤；产后血虚，劳碌太早，风邪乘虚而入，用小续命汤、羌活愈风汤。如口噤反张，涎潮多，用交加散，或大黑豆半升，翻炒致烟起，以酒二碗沃之，放入瓷器内，每次用酒半碗，加独活五钱同煎温服。产后败血停蓄化水，循经流入，四肢浮肿，用小调经散；血气虚用四君子加苍术，或女金丹；血虚用补虚汤，少加苍术、茯苓，使水自利，忌峻剂攻利。

13. 产后杂证

产后杂病常需兼补、兼逐瘀。如产后痢疾，恶露未尽者多瘀凝滞肠胃，与经后血滞作痢一同，宜用四物汤加桃仁、黄连、木香；里急甚，用通玄二八丹。咳嗽多，是因为瘀血入肺，宜用古二母散加桃仁、杏仁、人参、茯苓，水煎。只有产后鼻衄，其色黑如煤，为产后气血散乱，入于诸经不得还元，故口鼻黑起，变为鼻衄，均因产后虚热所致，胃绝肺败，宜用犀角地黄汤。

14. 产后发喘声高

产后气喘，为荣血暴竭，气无所主，独聚于肺喘急，孤阳绝阴，为不治之症，单人参汤，或加苏木少许救之。若败血停滞胀肺喘者，用血竭、没药等分为末，酒入水调服，兼用夺命丹。

15. 产后阴部肿肠突

产后阴肉两旁肿痛,手足不能舒伸,可用四季葱入乳香末同捣成饼,放于阴部两旁,良久即愈。因产用力过多,阴门突出,宜用四物汤加龙骨末少许,连进两服,外用蓖麻子捣烂贴顶,少收即去蓖麻。产后生肠不收,宜用八物汤加防风、升麻,须用酒炒黄为君,外以荆芥、藿香、樗皮煎汤熏洗。

16. 产后脱垂

产后下一物,如合钵状,为子宫脱垂,宜用补中益气汤去柴胡,连进二三大剂,后以四物汤加人参调理。产后下一物如帕,约重斤余,是因临产时劳役,或肝痿所致,有粘席不得上者,为脂膜,用补中益气汤去柴胡,连进二剂即可收。临产惊动,用力太过,以致育膜有伤,垂出肉线一条,约三四尺长,牵引心腹痛不可忍,以手微动之则痛苦欲绝,先服失笑散数剂,再用生姜三斤,洗净捣烂,以清油二斤拌匀,翻炒至油干焦即可;用熟绢五尺折作数层,让别的妇女轻轻盛起肉线,屈曲作一团,纳在水道口,用绢袋兜前油姜稍温,敷在肉线熏;待姜冷时又用熨斗火熨热,常使有姜气,如果姜气已过,又再用新姜按照前法熏熨;一日一夜肉线便可缩入一半,再用前法,过两天肉线尽入,再服失笑散、古芎归汤调理。切不可使肉线断作两截,否则治疗将会比较困难。

17. 产后乳汁不通

产后气血虚弱,乳汁少,宜用钟乳粉二钱,漏芦煎浓汤调服;或用猪悬蹄一只,通草五两煮汁食;或鲫鱼、木通煮汁食也效佳。气滞乳少,用漏芦散;气塞乳少,用涌泉散。要消乳时用麦芽二两,炒为末,四物汤调服。乳母如果觉得乳汁短少,须服药调理脾胃肝肾,如不愈可能为气滞且逆。妇人凡事不得专行,多由于忧思忿怒,忧思过则气结而血亦结;忿怒过则气逆而血亦逆,甚则乳硬胁痛烦热。

18. 产后怪疾乳伸长

产后瘀血上攻，忽然出现两乳伸长，细小如肠，直过小腹，痛不可忍，为乳悬，用川芎、当归各一斤，水煎浓汤，不时温服；再用二斤，逐旋烧烟，安在病患面前桌子下，让病患屈身低头，使口鼻及病乳常吸烟气；若未甚缩，再用一料，则瘀血消而乳头自然恢复正常。

总之，妇女病均是因为气血郁结，所以古方多用行气的药物，如香附、砂仁、木香、槟榔、青皮、枳壳。

四、儿科病

（一）诊断方法

1. 观形

李梴认为，对于小儿疾病应察小儿气色，如肝青，心赤，脾黄，肺白，肾黑，而且凡病面无黄色不治，若春白、夏黑、秋赤、冬黄者逆。

观察时应先分部位：左颊青龙属肝；右颊白虎属肺；额高而离阳（应夏，色红心热）心火；额低而坎阴（应夏，色白肾虚）肾水；鼻在面中，脾应唇际；红气见而热痰壅盛；青色露而惊风怔悸。如煤之黑为痛，中恶逆传；似橘之黄食伤（右太阴，文、武台皆青），脾虚吐利（亦有热者）；白乃痦瘵；紫为热炽。青遮口角难医，惊狂；黑掩太阳难治；年寿赤光（平为寿，陷为夭），多生脓血；山根青黑，频见灾危；朱雀贯于双瞳，火入水乡；青蛇绕于四白，肝乘肺部；泻痢而带阳须防，咳嗽而拖蓝可忌。疼痛方殷，面青而唇口撮；惊风欲发，面赤而目窜视。火（红）光焰焰，外感风寒；金（黄）气浮浮，中藏积滞。乍黄乍白，疳积连绵；又赤又青，风瘛疭。气乏囟门成坑；血衰头毛作穗；肝气眼生眵泪，脾冷涎流滞颐。面目虚浮，定腹胀而上喘；眉毛频蹙，一般腹痛而多啼。风气二池若如黄土，则不宜；左右两颊似青黛，为客忤。风门黑主疝，而青为惊（红主吐泻）；方广光滑吉，而昏黯凶。手如数物分，肝风将发；面若涂朱分，心火似炙。坐卧爱暖，风寒之入；伸缩就冷，烦热之攻。肚大脚小，脾欲困而成疳；目瞪口张，势似危而必毙。病之初作，必先呵欠；火之大发，忽然惊叫。

李梴还提出了相儿寿夭歌：身软阳痿头四破，脐小脐高肉不就；发稀色脆短声啼，遍体青筋俱不寿；尻肿髋骨若不成，能踞能行能立死；脐深色老性尊持，方是人家长命子。

2. 察脉观纹

小儿初生至半岁看额脉，周岁以上看虎口三关；男子五岁，女子六岁，以大指上下滚转分取三部，诊寸口三部脉。三部脉如何诊察？额脉三指热感寒；俱冷（三指）吐泻脏不安；食指若热胸中满，无名热者乳消难；上热下冷食中热，夹惊名中指详看；食指风气命三关；五色惟有红黄安，淡红寒热（在表）青惊积，深红疹痘是伤寒。

李梴还指出，指纹主病。如纹弯停食（纹）为腹痛，纹粗黑射为惊风；悬针青黑（风关）水（惊，气关）疳热等。孩儿三岁至五岁，一指三关定其息。浮洪（浮缓伤风，洪紧伤寒。人迎紧盛伤寒，气口紧盛伤食）风盛数多惊（急促虚惊），虚冷沉迟（细）实有积；脉紧如索（弦）是风痫，沉缓须知乳化难。腹疼紧弦牢实（大便）秘，沉而数为骨中寒；弦长多是膈干风（弦紧者，气不和），紧数惊风四肢掣。浮洪胃口似火烧，单细疳劳洪虫啮；虚濡有气（不和）更兼惊（神不守舍），脉芤多痢大便血。

3. 审脏腑

李梴提出，小儿病还需审脏腑。如目直兼青必发惊，切牙甚亦发惊。心不受热，虚则切牙兼呵欠；烦热上窜，舌强欲言不能哭，胸热，故合卧就凉，虚则困卧惊悸；脾实则困睡不露睛，身热渴欲饮水，虚则吐泻风生痰；肺燥实则喘而气盛，手循眉目鼻面，虚则（唇白色）少气喘。小儿肾虚由于胎气不充，则神不足，目多白睛，畏明，颅囟自开。下窜者，骨重欲坠下而缩身。足热不喜欢盖被子，为心火下于肾部。

4. 死证

李梴认为，眼上赤脉，下贯瞳人（水火困绝）；囟门肿起，兼及作坑（心绝）。鼻干黑燥（肺绝），肚大青筋（脾绝，气不荣）；目多直视（五脏俱绝），睛不转睛（止注）。指甲黑色（肝绝），忽作哑声（气有出无入，脉绝也）；虚舌出口（心绝），啮齿咬人（肾绝）。鱼口气急（口如鱼呷水之状，是气急肺绝），啼不作声（肺绝）。以上均为死形。

（二）乳子调护

李梴提出了乳子调护的方法，如节饮食，多食会损胃伤脾；初生三五月，宜绷缚令卧，勿竖头抱出；六个月才可吃稀粥，不可将乳同吃，五岁才可吃荤腥；顺应天时，不宜盖得太厚，无风时要多出去晒太阳。

（三）常见病

李梴认为，小儿的病机为：大半胎毒，小半内伤乳食，十分之一外感风寒。大率属脾与肝，多因脾胃娇嫩，乳食伤精，则生湿，湿生痰，痰生火，湿热结滞而然，且小儿真水未旺，心火独炎，故肺金受制，肝常有余，脾肾不足。李梴将儿科病大多归为胎毒类，其中包括初生、撮口、噤口、脐风等病。

1. 胎毒类

（1）出生不能啼哭

有生下不能啼哭的小儿，是因难产冒寒所致。用棉絮包后抱怀中，不能立即剪断脐带，将胎盘置灰火中煨，大油纸捻点灯，于脐带上往来遍带燎之。带连儿脐，得火气由脐而入，更以热醋汤浇洗脐带，等新生儿啼哭正常后方可浴洗，并剪断脐带。有肾缩者，为初生受寒，用硫黄、吴茱黄各五钱为末，研大蒜汁，调涂腹上，用蛇床子烧烟微熏。

（2）出生遍身泡或无皮

生下遍身如鱼泡、如水晶，碎则成水流渗，是胎受寒湿所致。用密陀僧为末掺之，服苏合香丸。生下遍身无皮，均是红肉，是脾气不足的原因，用早米粉扑之，等生皮即可停止。

（3）出生后无肛门

新生儿无肛门是由于肺热闭于肛门，急用金银玉簪，看其端的处刺穿；或用火针刺，不可深，以蜜导法套住，紧急只以油纸捻套住。内服四顺清凉饮，以免其再长合。

（4）出生后二便不通

有生后面红气急，眵泪呵欠，二便不利，或有血水，甚则手足常搐，眼常斜视，身常掣跳者，宜连翘饮、五福化毒丹、梨浆饮；有不能饮乳者，用黄连、枳壳、赤茯苓等分蜜丸，乳汁下；有生下面赤眼闭，二便不通，不饮乳者，用酿乳方（泽泻五分，生地四分，猪苓、赤茯苓、天花粉、茵陈、甘草各二分，水煎，让乳母捏去宿乳服之，过一会儿再哺乳新生儿）；小便不通者，为心气积热并于小肠，急用生地龙数条，蜜少许，研匀敷阴茎上，内用蚕蜕烧灰，入朱砂、脑麝少许为末，麦门冬、灯心煎汤调服；有不乳，小便难者，用乳汁四合，葱白一寸，煎三沸后灌给新生儿；大便不通，腹胀欲绝者，让妇人以温水漱口，吸咂儿前后心并脐下、手足心共七处，吸咂三五次，以红赤为度，大便即自通。

（5）新生儿黄疸

有生下体如丹涂，用郁金散（郁金、桔梗、甘草、天花粉、葛根等分为末，薄荷煎汤，入蜜调服五分），后用蓝叶、浮萍、水苔同研绞汁，调朴硝、土朱涂赤处；有生下肌肉红白，二腊后遍身面目小便均黄，大便不通，是因母受湿热，或衣被太暖所致，称为血疸，宜四物汤加天花粉等分，水煎服，兼以黄柏煎汤洗。

（6）鹅口疮

出生后白屑满舌如鹅之口，属于心脾有热。用发缠指头，蘸薄荷自然汁拭净，如不脱，用保命散（枯矾、朱砂各一钱，马牙硝五钱，为末，每一字，取白鹅粪擂水，调涂舌上及颔颊内）。口疮，心脏积热，用淡醋调南星末，贴两脚心，乳母服洗心散。轻者用黄连，或细茶为末，加甘草，蜜少量调敷；严重的用黄柏、青黛、片脑为末，竹沥调敷，或前保命散去鹅粪尤妙。如满口生疮糜烂，用黄柏、细辛、青盐为末，噙之吐涎，三日即愈。有口烂不能吃乳，用巴豆二粒，入朱砂或黄丹、土朱少许，同捣烂，剃开小儿囟门敷贴；如四边起粟米疱，用温水洗去，用菖蒲煎汤洗防止成疮。

（7）重舌、木舌、弄舌、马牙

重舌，心脾热盛，附舌根而重生一物如舌，短小而肿，称为重舌。着颊里及上腭，称为重腭。着齿龈，曰重齿。当刺出血，再生再刺，不然就会导致胀满塞口，妨碍食乳，宜青黛散（组成：黄连、黄柏各一钱，青黛、牙硝、辰砂各二分，雄黄、牛黄、硼砂各一分，片脑二厘，为末。用法：先用薄荷汁拭口，后以药末少许掺之）。咽疮肿塞也适用。

木舌，心脾热壅，肿硬不和，渐渐塞满口。用黄柏为末，以竹沥调，点舌上，严重者加朴硝、白盐。二证通用的方子为：百草霜、芒硝、滑石为末，酒调敷之。

弄舌，舌络微紧，时时舒出，也是脾热，不可用冷药，当与泻黄散服之。面黄肌瘦，五心烦热者，胡连丸。大病后弄舌者凶。有初生舌下生膜如石榴子，连于舌根，令儿声不能发，急摘断之，微有血，用发灰掺之。有口内并牙龈生白点者，名马牙，不能食，与鹅口不同，少缓不能救。急以针挑出血，用京墨磨薄荷汁，以母油发裹手指蘸墨遍口擦之，勿得食乳，令儿睡一时，醒后与乳，再为擦之即愈。

（8）撮口

又称为撮口风，患儿表现为面目黄赤、气喘、啼声不出。应辨证治疗。

胎热伤及心脾，则舌强唇青，撮口聚面，患儿饮乳会受到障碍。处理方法：可用僵蚕二枚，略炒为末，蜜调敷唇中；或大利惊丸或蝎梢散（蝎梢四十九个，每个用生薄荷叶卷定，以绵扎之，砂锅内滚炒，薄荷干酥为度，再入僵蚕四十九个，脑麝少许，为末），用紫雄鸡肝二片，煎汤调服。治一切胎风及百日内撮口脐风。如胎虚冷加川乌，热者另用辰砂膏。有初生七日患此病，要看儿齿龈之上，有小泡如粟米状，急以青软布裹手指，蘸温水轻轻擦破，即开口便安，不用服药。

脾肺虚寒者，因肺主气，口属脾，脾虚不能荣子，故撮口气急以保命丹、益黄散主之。

（9）噤口

症见眼闭，啼声清小，舌上聚肉如粟米状，吮乳不得，口吐白沫，二便皆通。多因胎中受热，毒流心脾，故形见于喉舌，或生下复为风邪搏之所致。处理方法：宜泻黄散、珠银丸。有初生口噤不开，不收乳者，用金头赤足蜈蚣一条，炙焦为末，每五分以猪乳汁二合和匀，分三四次灌之；或用竹沥调牛黄末一字灌之，用猪乳汁点口中。

（10）脐风（附胎风）

多因断脐后，为尿、乳、水湿、风冷入脐，流于心脾所致。症见脐肿突，腹胀满，同时还可能有日夜多啼，不能食乳，脐边青黑，爪甲黑等表现。若日夜多啼，不能饮乳，甚则发搐、撮口、噤口，是为内搐不治。凡脐边青黑，爪甲黑者，为死症，用大利惊丸，或用噤口条吹鼻法，有嚏可治。严重的用金乌散（金头蜈蚣半条，川乌尖三个，生，麝香少许，为末，每半字，金银花煎汤调服，或外科赛命丹、一捻金妙。如风搐稍定，多啼烦躁用大温惊丸。有热在胸膛，伸引努气，脐肿，用千金龙胆汤、小凉惊丸，洗脐肿法（用荆芥煎汤洗净，后以葱叶火上炙过，候冷，指甲刮薄贴肿处，次日便消），方服通心饮（木通、连翘、瞿麦、山栀、黄芩、甘草各三分，灯心、麦门冬各少许，水煎服）通心气，利小便，退潮热，分水谷，兼治旋螺风。如春月加防风、蝉蜕，夏加茯苓、车前子，秋加牛蒡子、升麻，冬加山栀、连翘，行气加钩藤、川楝子，口疮加生地、野苎根。通用：安脐法，治脐中血水汁出，或赤肿痛。当归为末，或白石脂末、蛤蟆油，冲头发烧灰，皆可以敷。灸肚筋法：儿生七朝，患此者必自发出青筋一道，行至肚，必生两岔，待行至心则不治。知者常视其青筋初发，速照青筋头上灸三炷，或行至生两岔处，亦照两岔头上截灸六炷，青筋自消，疾病自愈。凡初生下时，用绵裹脐带，离肚三寸处，以线扎住，于线外将脐带剪断，过段时间去线，待血流尽，看近肚处，脐有两小孔，用鹅毛管送炼脐药一二分入大孔内，以手指轻轻揉散，艾灸脐头三炷，结作纥绺，软帛腰裹，不可时常揭看，待脐落去即自愈。

（11）胎惊夜啼

小儿啼哭可由不同原因引起，有因气虚引起，有因血虚引起，有因腹痛啼哭等，针对不同的病因，需要采取不同的治疗方法。如夜啼气虚，用四君子汤加山药、扁豆；夹热，加黄连、竹叶；血虚焦啼，用当归为末，乳汁调服；气血俱虚，腹痛夜啼，用黄芪、当归、赤芍、木香、甘草等分为末，每次在乳头上放少量，让小儿吮乳时服药。若胎寒及衣被过凉，以致脏寒，盘肠内钓，肚腹胀痛，啼则眼目上视，手足抽掣。盖夜则阴盛，寒则作痛，甚则阴盛发躁，所以夜啼，宜保命丹，轻者益黄散，外炒麦麸熨敷。下半夜曲腰而啼，面目青白，扪腹觉冷，为冒寒腹痛。有因惊受风邪而啼用二活散，羌活、独活各二分，槟榔、天麻、麻黄、甘草各一分，水煎服；或加南星为末，蜜调可贴囟门。有伤乳食作痛而啼，用消乳食丸。

有欲饮乳，到口便啼哭，身额皆热，看其口，若无疮，必喉舌肿痛，宜冰梅丸、薄荷煎。初生月内多啼为胎热、胎毒、胎惊得散，且无奇疾。要知频浴冻腹，便成脐风；不忌生人异物，则为客忤、噤口、惊啼；乳食重服，则吐泻痰逆；过暖则口舌疮痍；过凉则脏寒钓气。

（12）诸惊

小儿元气未充，神思未定，或见生人异物，或闻厉声响器，惊入心之胞络，火炎舍空而聚痰，痰生热，热生风，心肝脾病。又有心内积热而惊惕，肝内生风而发搐，痰涎壅盛，风热并作，所以暴烈紧急，为心肝病。惊热者，朱砂安神丸；热甚者，凉惊丸；虚者，温惊丸；痰盛者，辰砂化痰丸、抱龙丸；痰热者，滚痰丸；惊、风、痰、热全者，天麻防风丸、古礞石丸。又有惊积，受惊日久而积成之也。其症见额汗喘息、烦渴、潮热往来、肚热、睡中觉腹内有物跳动，泻下用白脂、辰砂。

同时应分清假搐的病因、临床表现和分类证治。症见搐搦反张，斜视而牙关不紧，口无痰涎，多是外感风寒，内伤饮食夹惊而成。内伤饮食壅热，或因食后遇惊，谓之伤食夹惊，见身热温壮，或吐不思食，大便酸臭，先用人参羌活散加青皮、紫苏取表消积，再用泻青丸加辰砂、蝎梢祛风镇惊。食癖夹惊热者，宽热饮；痰积者用白玉饼。惊食两重，四肢搐搦，痰壅盛者，先与利惊丸消导，次服启脾散调脾。外感因惊而虚，风邪乘入心肝二经；或内有积热外又感风，都称之为伤风夹惊。症见神困昏愦，头疼、口中气粗而热，先用惺惺散、参苏饮、人参羌活散或大青膏微表，次与天麻防风丸。通用导赤散、五福化毒丹、泻青丸、肾气丸。凡惊风用水银、轻粉、巴豆、芒硝、铅霜、龙脑、麝香、蟾酥、蜈蚣等剂，往往由此变成慢惊难治。如惊搐发热，若因内伤、外感、痘疮而作，其危害更快。用细辛、羌活、青皮、干姜、荆芥之类以代龙脑、麝香发散，独活、柴胡、山栀、枳壳、大黄之类以代水银、轻粉、巴豆、芒硝通利。泻青丸治肝热循衣直视，或搐，或不搐，或脏腑飧泄，诸药不止等症。如惊热出于心肺，宜桑白皮、葶苈、赤茯苓、车前子、山栀、甘草、姜、枣煎服，从小便利之。导赤散能泻肝风，降心火，最利惊热，或加山栀、羌活、大黄。

搐有虚实逆顺及惊、风、痰、热四证。轻者，四肢搐搦而已；重者，牙关紧急、摇头窜视、张口出舌、角弓反张、身体掣颤、手足搐搦、四肢蜷挛。凡发际、印堂青筋，三关、虎口纹红、紫、青均为惊风之候。实热为急惊，属肝木风邪有余，阳证；虚热为慢惊，属脾土中气不足，阴证。慢惊本无热，所以热者，是因为虚，因此说热分虚实。顺证为男搐左视，左眼上窜；女搐右视，右眼下窜；男握拳，大指出外；女握拳，大指入里。五指交如姜把者为死症。男引手挽，左直右曲；女引手挽，右直左曲。凡此皆顺，反之则逆。先搐左而后双搐者，但搐顺则无声，搐逆则有声。其指纹情势，弯弓入里者顺，反之则逆。

惊证有五脏传变。惊邪入心，则面红脸赤，夜啼；入肝，则面目俱青，眼窜；入脾，则面色淡黄，呕吐不食，虚汗多睡；入肺，则面色淡白，喘息气乏；入肾，则面黑啮乳，切牙。寅、卯、辰时搐者，肝木旺，用肾气丸补肾，泻青丸泻肝；巳、午、未时搐者，心火旺，应以肾气丸补肝，导赤散、凉惊丸泻心；申、酉、戌时搐者，肺金旺，用益黄散补脾，导赤散抑心，泻青丸抑肝；亥、子、丑时搐者，为水土俱旺之时，水虚不旺，只土旺，应以益黄散补脾，导赤散、凉惊丸抑心。

（13）痫

①五脏痫

按五脏分，痫证分为心痫、肝痫、脾痫、肺痫、肾痫五种。

心痫，症见面赤目瞪、吐舌、心烦、惊悸。用金箔镇心丸，或镇心丸服用，药物组成：远志、雄黄、铁粉、琥珀各二钱，辰砂一钱，麝香五分，枣肉丸黄豆大，金银箔二十片为衣。每一丸，麦门冬煎汤化下。

肝痫，症见面青上窜、手足拳、抽掣反折。服用散风丹，药物组成：胆星二钱，羌活、独活、防风、天麻、人参、荆芥、川芎、细辛、柴胡各一钱，为末，蜜丸梧子大。每二丸，大者三四丸，紫苏煎汤化下。

脾痫，症见面黄直视、腹满自利。服用妙圣丹：代赭石、雄黄、蝎梢、辰砂、杏仁各二钱，轻粉、麝香各五分，巴豆二粒，为末，枣肉丸，梧子大。每一丸，杏仁煎汤下。

肺痫，症见面白、反视、惊掣、吐沫潮涎。服用天星丸：胆星、全蝎、蝉蜕各二钱半，防风、白附子、天麻、僵蚕各一钱半，麝香五分，为末，枣肉丸，绿豆大。每三丸，荆芥、生姜煎汤下。

肾痫，症见面黑晦、振目视人、口吐清沫，如尸不动。服用肾痫汤：独活、麻黄、川芎、大黄、甘草各六分，姜煎服。

②阳痫和阴痫

阳痫：身热抽掣，啼叫仰卧，面光脉浮，病在腑，易治，阳痫忌温药。

阴痫：身冷不掣，不啼伏卧，面黯脉沉，病在脏，难治，阴痫忌凉药。

古方治阴阳痫，用代赭石火煅，醋淬为末，每五分，金银花煎汤，入金箔少许调下。

诸痫通用：荆芥穗二两，白矾一两（半生半枯），为末，面糊丸黍米大，朱砂为衣，每二十丸用姜汤送下。

另外，还有风痫、惊痫、食痫等。

风痫，小儿血气未敛，气骨不聚，为风邪所伤者。屈指如数，有热生痰，宜先疏风，然后清痰散热、安神定搐，用散风丹。

惊痫，因惊者而名。症见骇怖积惊、啼叫恍惚，宜先治惊，然后清三焦、去热化痰，用紫石散或定魄丸，用青黛一钱为衣，金银花、薄荷、川芎煎汤化下。

食痫，因食者，或食时遇惊而名。症见停乳，大便酸臭或结痞，先寒后热，宜先消积，然后治痫。

又有痰火作痫者，宜吐痰泻火安惊，用紫霜丸，用蝎梢煎汤下之，或醒脾散为丸服。

李梴认为，血滞心窍，邪气在心，积惊成痫，故以调平心经气血、豁痰为主要的治疗方法。通用法：猪心丸或竹沥丸。用蜜炒白术、厚朴、甘草水煮各二钱半，附子、犀角各一钱，全蝎七个，每个用薄荷叶包裹，汤泡一个小时，炙黄为末，竹沥丸黑豆大。每一丸，金银花、薄荷煎汤，随患儿大小加减化服。痫后喑不能言，用南星湿纸煨香为末，每一字，雄猪胆汁调服。痫愈后复作者，用断痫丹。痫久气血不足者用活虎丹。

（14）客忤

多因心气不足，遇人客或异物，则忤而惊，脾脏冷而痛，多夜啼。状若痫风眼不窜，口吐涎沫，癥疭，喘，腹疼，治疗多用雄麝散，或钩藤散、千金龙胆汤、保命丹。外用灶心土、蚯蚓等分为末，醋调为丸，摩擦患儿头及五心。有马鸣惊忤者，用马尾烧烟，频熏儿面，以瘥为度；或先用姜汤调下苏合香丸，再用豆豉水湿捣丸，鸡子大，摩擦患儿囟上及足心各五六遍，再摩擦脐心及上下。

（15）天钓

由于乳母酒食煎炒咸酸过度，毒气入乳，导致小儿心肺生热，痰郁气滞，加之外感，天风触动，突然目直身强，如鱼上钓之状，故称为天钓。症见壮热惊搐，手足抽掣，眼目翻腾，或啼或笑，喜怒无常，如邪祟状，严重者爪甲也呈现青蓝。治疗多用钩藤散、保命丹、抱龙丸。夹积受惊，见肚热胀硬，睡中腹内跳动，宜宽热饮，泄下恶臭后给予调和脾胃之药。通用钩藤散：人参、犀角各五分，全蝎、天麻各二分，甘草一分，水煎温服。风热胜用保命丹，痰盛用抱龙丸，热痰用滚痰丸。

（16）内钓

惊风内钓，腹中极痛，偃啼，面青肢冷，尿如米泔者，用钩藤膏（乳香、没药各三钱，木香、姜黄各四钱，木鳖肉十一个，为末，蜜调成剂，收砂罐内，量可视患儿大小进行加减，钩藤煎汤或四磨汤化下）；次服五味木香散（川楝肉七个，用巴豆三十五粒去皮同炒豆黄，去巴豆、木香、使君子、玄胡索、茴香各一钱，为末），其量视患儿大小加减，米饮调下。内钓冷痛者，用古芎归汤加干姜、肉桂等分，丁香、沉香、青皮、小茴减半，水煎服。痛严重者用魏术散，莪术五钱，阿魏一钱，先用温水化阿魏浸莪术一昼夜，焙干为末，每一字，紫苏煎汤或米饮调下。内钓腹痛惊啼，用乳香丸，即乳香五分，没药、沉香各一钱，蝎梢十四个，槟榔一钱半，为末，蜜丸梧子大，每一二丸，菖蒲、钩藤煎汤化下。内钓阴肿便秘，用归牛散；若惊重者，宜用定魄丸。

同时，应注意区别盘肠痛、虫痛与内钓。

盘肠痛，由于寒郁小肠，腹痛多啼，与内钓相似，但痛则曲腰、干啼、额汗为异。用白豆蔻、砂仁、青皮、陈皮、香附、莪术、甘草等分为末，紫苏煎汤下。虫证与内钓相似，但虫痛攻心，叫哭合眼，呕吐涎沫清水，四肢羸瘦，面青黄，或寒或热，沉默不知病处，发作有时为异，用化虫丸。一切积痛、盘肠、虫痛者，通用沉乳感应丸，即沉香、乳香、杏仁、木香、丁香各一钱，肉豆蔻一个，百草霜一分，巴豆十四粒，为末，酒煮过黄蜡和丸绿豆大，每四丸，姜汤或钩藤煎汤下。痢疾也可用此法。

（17）疝气

有因父服热药，以致气滞于下；有因孕妇伤啼哭，冷气入胎中而成此病；有久坐湿地而得；有因儿多啼不已，冷气吸入，小肠钓痛传流肾经而得。症见小便淋涩，阴囊肿痛，小腹痛连腰背；风热外肾焮赤肿痛，日夜啼叫，不数日退皮如鸡卵壳，愈而复作。

诸疝均因肾虚，寒邪冷湿之气，侵入膀胱之经，留而不散，故阴核肿硬沉坠。治法，先宜疏利，再用逐寒温脏之药，按穴灸之。肾痈为疮毒之气入于肾经，久则成脓。外用拔毒之药敷贴，内服消散痈毒、排脓、利水道等药。先宜疏导归牛散治疝气便闭；小腹阴囊牵引痛甚，夜啼，药用肉桂、牵牛各五钱，当归、大黄、桃仁各二钱半，全蝎一钱，每一钱加入蜜煎服，利后，以青皮、陈皮、茯苓、木香、砂仁、甘草、生姜煎服，唇青者预后不好。

（18）变蒸

小儿初生，形体虽具，脏腑气血尚未成就，而精、神、志、意、魂、魄俱未生全，故三十二日一变，六十四日一蒸。凡遇一变，即觉性情有异于前，上唇中心有一点白者。禀气盛者，暗合而无外证；禀气弱者，为有蒸病。轻则潮汗微似惊，重则壮热吐且渴。

不汗而热，微发其汗；若吐下者，微微止之，宜用平和饮子。素禀体弱加白术一钱，水煎服。变蒸前后三日各进一服，可预防百病，百日内亦宜服用。吐泻不乳多啼，用和气散（木香、香附、厚朴、人参、陈皮、藿香、甘草各等分，姜枣煎服）。宿乳，用紫霜丸。痰热，用惺惺散。骨热心烦，啼叫不已，用柴胡饮（柴胡、人参、麦门冬、甘草各二分，龙胆草、防风各一分，水煎服）。有寒无热，用当归汤（当归四分，木香、辣桂、人参、甘草各二分，姜枣煎服）。蒸热甚，用紫阳黑散。积热，寒热如疟，用梨浆饮。

（19）龟胸龟背、解颅、囟填、囟陷、滞颐

①龟胸龟背

龟背多因肺经受热或婴儿生下不能护背，客风吹脊，入于骨髓所导致；或小儿坐早。龟胸多因妊孕及乳子时，多食五辛炙煿淹藏，生下婴孩，或胸前高起，形如龟状，为肺经受热，则见行动喘乏，但遇风寒或多食，则

痰嗽气急喘满，肢体瘦悴，久而不治，将成疳痨。用百合丹治疗，方以大黄三分，天门冬、杏仁、百合、木通、桑白皮、甜葶苈、石膏各五钱，为末，炼蜜丸，如绿豆大。每服一十五丸，食后临卧熟水吞下。

②解颅、囟填、囟陷

解颅，指小儿年长，头缝开解而不合。多因肾主髓，脑为髓海，肾气有亏，脑髓不足所致。凡脑髓欠少，如木无根，不过千日，终成废人，宜用肾气丸，或八物汤加酒炒芩、连，外用南星、白蔹为末，醋调摊红帛上，烘热贴；或颅头骨烧灰，油调敷缝中，外作头布遮护。其父母宜服肾气丸、虎潜丸，待精血充足后再育子女才不会有此疾病。

囟填，指囟门肿起。脾主肌肉，乳哺不常，饥饱无度，或寒或热乘脾，以致脏腑不调，其气上冲填胀，囟高而突，毛发短黄自汗。若寒气上冲则牢，宜温之；热气上冲则柔软，宜凉之，剂量轻重，兼与调气。又有肝盛，风热交攻，以致囟填突起，用泻青丸。如因惊热者，惊风即至。

囟陷，指囟门成坑。始因脏腑有热，渴饮水浆，致成泄利，久则气血虚弱，不能上充脑髓，故囟陷如坑，不得平满。治疗宜黄狗头骨，炙黄为末，鸡子清调敷。

③滞颐

热涎稠黏者，为胃火炎上，宜通心饮，或泻黄散加减。冷涎自流者，为胃虚不能收约，宜用木香半夏丸。方以木香、半夏、丁香各五钱，白姜、白术、青皮、陈皮各二钱半，为末，蒸成饼丸，麻子大，一岁十丸，二岁倍之，米汤灌下。

（20）五软五硬

①五软五迟

五软——头项软、手软、脚软、身软、口软。

头软，头不能正。项软，天柱倒。有吐泻久弱者宜补脾胃；有伤寒不及发表而成者，为难治之症。有肝胆伏热，面红唇红肌热者，用羊角散（羚羊角、白茯苓、虎胫骨、酸枣仁、桂心、熟地、防风、甘草各等分为末，每一钱，酒调服），或凉肝丸（防风三钱，人参、赤茯苓各一钱半，黄芩、茺蔚子、黑参、大黄、知母各一两，为末，蜜丸绿豆大，量儿大小，食后茶清下，兼治痘后目赤肿痛）。有风气入肝，筋舒头项软者用天柱丸，即蛇含石一块，火醋淬七次，郁金、麝香末各少量，饭丸龙眼核大，每服一丸，荆芥煎汤，或金银花、薄荷煎汤化下。通用健骨散，单僵蚕炒为末，每三五分，薄荷泡酒调服，治久患疳疾、体虚不食及诸病后天柱骨倒。外用生筋散：木鳖子六个，蓖麻子六十个均去壳捣烂，先抱起儿头，摩项上令热，后用津液调匀贴之。另有贴项方：生附子、南星等分为末，生姜自然汁调，敷颈项软处。

手软，无力以动，乃所受肝弱，两手筋缩不能舒伸。治以薏苡丸，薏苡仁、当归、秦艽、酸枣仁、防风、羌活各一两，为末，蜜丸芡实大，每服一丸至二丸，用麝香、荆芥煎汤化下。

脚软行迟，乃骨髓不满，气血不充，筋弱不能束骨，宜肾气丸加牛膝、五加皮、鹿茸。五六岁不能走路者，用羊角丸（羚羊角、虎胫骨、生地、酸枣仁、白茯苓各五钱，桂心、防风、当归、黄芪各二钱半，为末，蜜丸皂子大。每一丸或三丸，温酒化下）。三岁不能走路者，用五加皮一两，牛膝、木瓜各五钱，为末，每服二钱用米饮加入少量酒调服。脚趾蜷缩无力，不能展伸者，用海桐散（海桐皮、牡丹皮、当归、熟地、牛膝各二分，山茱萸、补骨脂各一分，葱煎服）。脚软呈鹤节风，是因为肾虚精髓内耗，为风邪所袭，皮肤不荣，日渐枯瘁，如鹤脚之节，宜肾气丸加五加皮、鹿茸、牛膝。

身软肉少，皮肤自离，饮食不为肌肤，宜四君子汤、紧皮丸。遍身筋软，用鹿茸四斤丸加当归、青盐各等分。

口软语迟，因婴儿在胎，母卒有惊怖，惊气乘胞络之经，使生子心神不足，舌本不通，四五岁还不能说话，用菖蒲丸，即石菖蒲、人参、麦门冬、远志、川芎、当归各二钱，乳香、朱砂各一钱，共为末，炼蜜为麻子大，每服十丸，用米饮送下。诸病后不能语者用鸡头丸，雄鸡头一个、鸣蝉三个均烤焦，大黄、川芎、甘草各一两，人参、木通各五钱，当归、黄芪、远志、麦门冬各三分，共研为末，蜜丸小豆大，每服五丸，空心米饮下，久服即可取效。

齿迟，因禀气不足，则髓不能充骨，宜肾气丸，或十全大补汤加知母、黄柏。外用当归、川芎、芍药、山药、沉香、甘草各等分为末，掺齿龈上，仍用白汤调服。单方，雄鼠屎二十粒，每日用一粒揩齿龈上，到二十一天的时候牙齿即生。

发迟是因为血气不能上荣，用苁蓉丸。方中用肉苁蓉、川芎、当归、芍药、熟地各等分，胡粉减半，共研为末，蜜丸黍米大，每服十丸，用黑豆煎汤送下，仍磨化抹头上。以上皆因禀受不足，或因吐泻后致者，可以补益脾胃。

②五硬

五硬者，若头项、四肢强直冰冷，为肝受风邪，宜小续命汤、乌药顺气散主之。若腹大骨痛不宽者，五积散加乌药、僵蚕，积消气和则愈。若心腹俱硬，面青者预后不好。

（21）丹毒

丹毒名有多种，但都是由母食五辛及烘尿衣，乘热或不甚干即着，湿热浸淫，心火骤盛，以至毒与血搏而风乘之，所以赤肿游走，遍身不定。其始发于手足，或头面胸背，使人烦闷腹胀，其热如火，痛不可言；若入小腹，阴囊如青伤者为死症。治疗先用针砭去血，外用拔毒凉肌之药敷，从头顶上起，用葱自然汁涂。从头顶上红肿痛起，用赤小豆为末，鸡子清调涂。从面上赤肿起，用灶心土末，鸡子清调涂。从背赤肿起，用桑白皮末，羊脂调涂。从两背赤肿起，黄色柳木烧灰，水调涂。从两胁虚肿起，用生铁锉末，入猪粪水调涂。从脐上赤肿起，用槟榔为末，米醋调涂。从两脚赤肿起，用乳香为末，羊脂调涂。从两脚赤白点起，用猪槽下土为末，清油调涂。从阴上起，用屋漏处土为末，羊脂调涂。钱氏通用朴硝、土朱为末，蓝叶、浮萍、水苔同研，绞汁调涂，或用朴硝一两，大黄五钱为末，新汲水调，时时涂扫。凡丹毒变易非轻，如经三天未愈，攻入脏腑即为死证。

若毒气入里，腹胀则死，红内消散救之（红内消、当归、茄片或茄蒂亦好、甘草、羌活、黄芩各五钱，麝香五分为末，每二钱，生地黄煎汤调服）。通用五福化毒丹、犀角消毒饮、四顺清凉饮、人参败毒散加紫草，或升麻葛根汤加白术、茯苓、木香、枳壳。大抵可以清心火，去湿热为主，勿令毒陷。

2. 内伤乳食类

（1）吐泻

李梴认为，小儿脾虚则容易泻，胃虚则容易呕吐，脾胃俱虚，吐泻不止，病久则变成慢惊与疳。若初生儿恶物未下，呕黄汁可用木瓜丸。初生吐泻不止，用朱砂丸，后以朱沉煎调之，再用香橘饼，或加肉豆蔻、诃子。同时，小儿吐泻应根据病因治疗。

①初生及稍长婴儿吐泻

身凉面黄泻青白，吐腥臊，为内伤寒乳或外感风寒；身热面赤泻黄赤，吐酸臭，为内伤热食或外感暑热。

吐泻身凉，用观音散。吐泻身热作渴者，用钱氏白术散。吐泻身温，或乍寒乍热，不思乳食，或食乳难化，大便青白，为上实下虚证，先宜益黄散，后宜四君子汤。随五脏见证加减。若吐泻，肢厥囟陷，加藿香、丁香；脾虚生风多困，加半夏曲、没石子及冬瓜子少许；惊啼瘛疭，睡卧不安，加全蝎、钩藤、白附子；赤白痢，加当归、芍药、粟米；白痢，加干姜、粟米；泄泻，加陈皮、厚朴；伤风，加川芎、防风、羌活、细辛；发渴，加干葛、枇杷叶及木瓜少许。

伤风多作吐泻，风木好侵脾土故也。外证必憎寒壮热，时有头疼，咳嗽气促。大概热者，宜先服大青膏或钩藤散发散，后服益黄散补脾；冷者先服益黄散补脾，后服大青膏或钩藤散发散。如吐骤或泻完谷者为伤风甚者，用大半夏汤。

湿多身重腹胀，小便不利者，平胃散主之；虚者用异功散。吐泻作渴，溺涩者，五苓散。壮热体重，吐酸泻浊者，为湿兼热，羌活、黄芩、苍术、甘草等分，水煎温服。

寒月吐泻白色，不渴者用益黄散；腹痛者，用理中丸，肢冷加附子。久不止者用没石子丸，兼治疳痢酿泻。暑月吐泻色黄引饮者用异功丸，或玉露丸（石膏、寒水石各一两，甘草五钱，为末，糊丸黄豆大），每一丸，冷水下，吐不止，姜汤下。久不止者用古连柏丸。二证多见于夏秋，如立夏前后，湿热时行，暴吐泻者，苏葛汤；夏至后，吐泻身热，或伤乳食，泻深黄者，益元散合四苓散，加苍术为末，温水调服；大暑后，吐泻身温，或伤乳食，泻黄白者，食前服益黄散，食后服益元散；立秋后，吐泻身凉不食，多睡多哕不渴者，频服益黄散，少服益元散；秋分后，吐泻身冷不食，泻青褐水者，益黄散。

内伤乳食不化，面黄腹胀，泻如坏鸡卵臭者，消乳食丹。小便不清者，用胃苓汤加肉豆蔻为丸，米饮下。腹痛吐乳者，宜用平胃散合苏合香丸，蜜调米饮下。夹痰者，二陈汤加山楂、麦芽、白术、乌梅，热加黄连，寒加干姜。危甚者，烧针丸（黄丹一两，或加枯矾等分，为末，枣肉丸芡实大），每服一丸，用针挑于灯焰上烧存性，用乳汁或米泔冷水服下。

②吐泻久不止

吐泻久不止者，为清气下陷，脾胃阳虚。饮食少进，四肢无力，宜用升阳益胃汤，或异功散。虚渴者，用钱氏白术散。

内伤乳食，面色青白，发热，四肢逆冷，腹胀，当先用消乳食丹取积消导，宽利胸膈。如呕甚者，只用白豆蔻、砂仁等分，甘草减半，为末，干掺芽儿口中。凡吃乳、吃物、饮水不下者宜，或烧针丸亦妙。冷气入胃，呕吐不已，用四君子加白豆蔻、砂仁、肉豆蔻、山药为末或蜜丸，每一钱，木瓜、紫苏煎汤下。脾胃虚弱逆痰，含哭饮乳，食物停滞不散，腹满呕吐乳者，用四君子汤加南星、砂仁、丁香、藿香、冬瓜子，姜煎服；或启脾丸。呕而不止，痰涎在喉有声，将作惊者，二陈汤加丁香、藿香或抱龙丸主之。因惊气逆而吐者，大温惊丸。吐而汤水不纳者，五苓散。吐涎痰热者，白玉饼下之；冷者温之。有吐沫，或白绿水者，为胃冷，用理中丸，或半夏、陈粟米等分，姜煎服。吐稠涎及血者为肺热；久则肺虚，阿胶散加减。吐沫水，后必虫痛，用安虫丸。经年吐乳，眼慢粪秽有筋膜者，多由于父母交感时吃乳所致，宜益黄散、五疳保童丸。

（2）五疳

①病因病机

疳即干，瘦瘁少血也。五疳病关五脏。二十岁以下为疳，二十岁以上为痨。始有乳食太过，或乳母喜怒房劳后即哺乳婴儿，或饭粥肉食太早、肥甘不节而成。间有伤寒病后，久吐久泻久渴，痞积疹痘杂证，妄施吐下，内亡津液而成者。都是因为脾胃虚弱，血气枯滞，生积生热生痰，乘脏气之虚，传入为疳。间有热者，也是虚热。故治热不可妄表过凉，治虚不可峻温骤补。

②疳证分类

疳可分为热疳、冷疳、冷热相兼疳、惊疳（心疳）、风疳、食疳（脾疳）、气疳（肺疳）、肾疳（急疳）、疳渴、疳痨、疳泄、疳痢、疳肿、蛔疳、脑疳、脊疳、无辜疳、哺露疳、丁奚疳19种。

③各类疳的治疗

热疳：疳病初起，人未瘦怯，但脸赤口臭，唇焦烦渴，潮热如火，大便秘涩者为热疳，宜胡连丸（胡黄连、川黄连各五钱，辰砂一钱半，为末，入猪胆内系定，虚悬于铫内，用淡浆煮一炊饭久，取出入芦荟末二钱，麝香少许，粳米饭丸麻子大；每五七丸，茶清下）。热疳黄瘦，雀目遇夜不见，或生疮者，用五福化毒丹，陈粟米饮下。

冷疳：疳病久则目肿，面黧，体瘦，烦渴，多汗，腹胀，滑泻无常，或青或白，或如垢腻者为冷疳，宜二圣丸（丁香、丁皮各一钱，木香、厚朴、使君子、陈皮、肉豆蔻各二钱，为末，神曲糊丸麻子大；每七丸，米饮下）。

冷热相兼疳：冷热二证交互，非新非久，不内外因者，宜消积和胃、滋血调气、淡薄饮食，久则自然坚牢，如圣丸主之（胡黄连、川黄连、芜荑、使君子各一两，麝香五分，为末，用蛤蟆五个捣碎，酒熬成膏，和丸麻子大；每五七丸或二十丸，人参煎汤下）。常服钱氏白术散，以生津液。

惊疳：惊疳即心疳。为心虚血弱，神不守舍，更加食不调，心脏积热所致。外证脸赤唇红，口舌生疮，胸膈烦闷，小便赤涩，五心皆热，盗汗发渴，啮齿惊悸，宜茯神丸（茯神、芦荟、琥珀、黄连、赤茯苓各三钱，远志用黑豆水煮去骨，钩藤皮、蛤蟆灰各二钱，菖蒲一钱，麝香少许，为末，粟米糊丸麻子大；每十丸，薄荷煎汤下）。轻者，用朱砂安神丸、大温惊丸。

风疳：风疳即肝疳。多因胎风，更加乳食不调，肝脏受热，或乳母外感内伤，邪气未散，遂与乳儿所致。外证摇头揉目，白膜遮睛，或赤肿眵泪，烂弦痛痒，雀目昏暗，甚至经月眼合，名曰疳眼，汗流合面而卧，肉色青黄，发立筋青，脑热羸瘦，宜生熟地黄丸，加当归煎服；或黄连肥儿丸，山栀煎汤下。疳眼壮热，体瘦胁痛便清，一切肝证均可用风疳丸（青黛、黄连、天麻、五灵脂、夜明砂、川芎、芦荟各二钱，龙胆草、防风、蝉蜕各一钱半，全蝎二枚，干蟾头三钱，为末，猪胆汁浸糕丸，麻子大；每十丸，薄荷煎汤下）。如胁硬，眼角见黑气者，为难治之证。

食疳：食疳即脾疳。由乳食伤而复伤，脾气虚弱；或乳母恣食生冷肥腻；或酒饭后即与乳儿，久则变为乳癖，腹胁结块，名曰乳疳。外证黄瘦，腹胀气促，泻臭合睡，食减食泥，宜益黄散、消乳食丸，或肥儿丸加莪术、青皮、陈皮。肚大青筋者，小胡连丸：胡黄连五分（去果积），阿魏一钱半（去肉积），神曲（去食积）、黄连（去热积）各二钱，麝香一粒，为末，猪胆汁和丸，黍米大。每三十丸，白术煎汤下。

气疳：气疳即肺疳。因伤寒伤风，汗后劳复，更加乳食不调，以致肺气受伤。外证鼻下两旁疮痒不痛，或鼻流臭汁，内生息肉，或汁所流处，随即成疮，名曰疳䘌。不时咳嗽气逆，寒热唾红，泄泻多啼，揉鼻咬甲，与瘰证大同，宜先服清肺汤（黄芩、当归、麦门冬、连翘、防风、赤茯苓、桔梗、生地、紫苏、甘草、前胡各五分，桑白皮一钱，水煎服）；次服化䘌丸（芜荑、芦荟、青黛、川芎、白芷、胡黄连、川黄连、蛤蟆灰各等分，为末，猪胆汁浸糕丸，大小如麻子，每二十丸，食后临卧，杏仁煎汤下）。其鼻常用熊胆泡汤，小笔蘸洗。待前药各进数服，再用青黛、当归、赤小豆、瓜蒂、地榆、黄连、芦荟各等分，雄黄少许，为末，入鼻敛疮。疳哑不能发声者，用黄连肥儿丸十五粒，苏合香丸一粒，朱砂、五灵脂各少许，为末，菖蒲煎汤，趁热调服。

肾疳：肾疳又名急疳，五疳中只有肾疳为最急。多因痘后余毒未净，更加乳食不调，甘味入脾而生虫，状似伤寒狐惑病。上蚀齿龈，则口疮出血臭气，甚则齿龈溃烂，齿黑脱落，腮有穴者，名曰走马疳。言阳明热气上奔如马然，下蚀肠胃，则下痢肛烂，即后疳痢。外证脑热肌削，手足如冰，爪黑面黧，身多疮疥，寒热时作，甚者天柱骨倒，俱宜肾气丸，加使君子、川楝肉。走马疳并痘毒牙痛者，溺白散，或用白芷五钱，马牙硝一钱，铜青五分，麝香末一字，干敷口角及擦齿上。

疳渴：脏中宿有疳气，加之乳母恣食五辛炙煿酒面，以致小儿心肺壅热，日则烦渴引饮，乳食不进，夜则渴止，宜连胆丸。如饮水不止，舌黑者即死。

疳痨：疳痨骨蒸，五心潮热，盗汗咳嗽，泄泻肚硬如石，面色如银，断不可治。用八物汤去白术，加黄芪、柴胡、陈皮、半夏、使君子、蛤蟆灰、鳖甲各等分，姜枣煎服。或连胆丸、香连猪肚丸，加蛤蟆灰。如气促者即死。

疳泻：毛干唇白，额上青纹，肚腹胀鸣，泻下糟粕。忌用热药止之，宜香蔻丸（黄连三钱，木香、肉豆蔻、诃子、砂仁、茯苓各一钱，为末，饭丸黍米大；每五丸，米饮下）。如滑泻脱肛、呃逆者病危。

疳痢：见有疳疾，加之伤食及感冷热不调，以致痢下五色，里急后重，宜香砂丸，如人中平满者预后不好。

疳肿：疳肿胀者，虚中有积，积毒与脾气相并，故令肚腹紧张。脾复受湿，故令头面手足浮肿，宜退黄丸、肥儿丸。胀甚者，褐丸子（萝卜子一两，陈皮、青皮、槟榔、黑丑、五灵脂、赤茯苓、莪术各五钱，木香二钱半，为末，面糊丸绿豆大，每十五丸，桑白皮、紫苏煎汤，或萝卜煎汤下），治小儿乳食不消、心腹胀满、呕逆气急，或肠鸣泄泻、腹中冷痛、食癥乳癖、疝气癖结、积聚肠胃、或秘或利、头面浮肿、兼治五疳、八痢、肌瘦腹大者，如神。一方有胡椒、黄连、三棱、苦楝根各二钱半。疳胀腹皮紧者，大异香散加五灵脂为末，紫苏煎汤下，少吞紫霜丸。

蛔疳：因缺乳，粥饭肉食太早，肠胃停蓄甜腻，化为蛔虫。症见多啼呕沫，腹痛唇紫，肠头及齿痒。蛔虽食虫，却不可动，动从口鼻出者难治。凡疳积久，莫不有虫，形状不一，黄白赤者预后好，青黑者预后不佳。

脑疳：因胎中素夹风热，生下乳食越常，或临产犯房，以致满头饼疮，脑热如火，发结作穗，囟肿囟高，遍身多汗，宜龙胆丸（龙胆草、升麻、苦楝根、防风、赤茯苓、芦荟、油发灰、青黛、黄连各等分，为末，猪胆汁浸，糕丸麻子大；每二十丸，薄荷、紫苏煎汤下）。食后仍以芦荟末入鼻。

脊疳：虫蚀脊膂骨如锯齿，拍背如鼓鸣，十指皆生疮，频咬爪甲，烦热黄瘦，下利，宜芦荟丸。

无辜疳：脑项边有核转动，软而不疼，中有虫如米粉，不速破之则虫随热气流散，淫蚀脏腑，以致肢体痈疮，便利脓血，壮热羸瘦，头露骨高。初起可用针破，膏药贴之。或因浣儿衣时，夜露檐下，为雌乌落羽所污，儿着此衣，虫入皮肤故也。其衣用火烘之，则无此恙。宜月蟾丸：用癞蛤蟆一个，打杀置桶中，以尿浸之，却取粪蛆一杓入内，任蛆食一日夜，取出以布袋系于急流水中浸一宿，瓦上焙干，入麝香一字，为末，饭丸麻子大，且每三十丸，米饮下。一服虚烦退，再服渴止，三服泻住。也治诸疳。

丁奚疳：丁，手足与项极小伶仃也；奚，腹大也。甚者尻高肉削，脐突号哭胸陷，或生谷癥，爱食生米。

哺露疳：虚热往来，头骨分开，翻食吐虫，烦渴呕秽，骨瘦棱层，露形者死。丁奚、哺露，都是因脾胃久虚，不能消化水谷，以致荣卫气弱，肌肉消烁，肾气不足，复为风冷所伤，形体瘦露；亦有胎中受毒，脏腑少血所致。尽皆无辜种类，难治，宜用十全丹。

另外，疳干、疳渴、疳痨、疳泻、疳痢、疳肿，为五疳危证。蛔疳、脑疳、脊疳、无辜疳、丁奚疳、哺露疳，为五疳死证。

心疳，舌干多啼；肝疳，干啼，眼不转睛；脾疳，搭口痴眼，口干作渴；肺疳，声焦皮燥，大便干结；肾疳，身热肢冷，小便干涩。通用连胆丸（黄连五钱，猪胆汁浸，瓜蒌根、乌梅、莲肉、杏仁各二钱，为末，牛胆汁浸糕丸麻子大；每下五丸，乌梅、姜、蜜煎汤下）。如五疳俱见，身上粟生，色斑黑者，必死。

④疳类通治方

疳类的通治方有五疳保童丸：鳗鲡头、蟾头、熊胆、麝香、夜明砂、天浆子、黄连、龙胆草、青皮、五倍子、苦楝根、雄黄、青黛、芦荟、胡黄连各等分为末，糯米糊丸，麻子大；每十丸，米饮下；治五脏干疳。五疳消食丸：使君子、麦芽、陈皮、芜荑、神曲、草龙胆、黄连、山楂各等分为末，陈米饭丸黍米大；每十丸，米饮下；消疳杀虫退热，磨积进食。芦荟丸：胡黄连、雷丸、芦荟、芜荑、木香、青黛、鹤虱、黄连各一两，蝉蜕二十个，麝香一钱，为末，猪胆汁浸糕丸麻子大；每二十丸，米饮下；消疳杀虫，和胃止泻。肥儿丸：黄连、神曲各一两，麦芽、肉豆蔻、使君子各五钱，槟榔、木香各二钱，为末，猪胆汁浸糕丸麻子大；每三四十丸，米饮下；治身黄肚急、痞块、泄泻、瘦弱，一切疳证。单夜明砂炒为末，加入饮食中服用，治诸疳。

⑤疳类坏证方

疳类坏证方有十全丹：陈皮、青皮、莪术、川芎、五灵脂、白蔻、槟榔、芦荟各五钱，木香、使君子、蛤蟆灰各二钱，为末，猪胆汁浸，蒸饼丸麻子大；每二十丸，米饮下，热者薄荷煎汤下；治丁奚、哺露、无辜疳证。布袋丸：夜明砂、芜荑、使君子各二两，芦荟、人参、白术、茯苓、甘草各五钱，为末，汤浸蒸饼丸，弹子大；每一丸，用绢袋盛之；次用精猪肉二两同煮，候肉烂熟，提起药，挂风前阴干，只用肉和汁与儿食之；次日根据前煮服，药尽为度。

（3）诸积

①积证分虚实

虚者浑身微热，或夜间有热，少食神倦，抱起如睡。实者壮热，肚热尤甚，便闭腮肿，喉塞，涎鸣壅盛，热毒发疮。俱宜木香丸主之，虚者少用，实者倍服。其或变证，面黑，泻黑，久泻，气促，手心生疮，瘦软者不治。

②积证的分类

积证分为乳积、气积、食积三种。

乳积：吐乳泻乳，其气酸臭，皆因啼叫未已，饮乳停滞不化得之。虽未食谷，而有痞，是为乳积。

气积：腹痛啼叫，利如蟹渤，或发热，肚膨体瘦，饮食不为肌肤，皆由触忤其气，荣卫不和，淹延日久得之，是为气积。

食积：腹硬啼热，渴泻，或呕，面黄，皆由饮食无度，食饣过饱后即睡得之，是为食积。

③积证的治疗

行气丸，药用木香、槟榔、丁香、枳壳、甘松、使君子、神曲、麦芽各二钱半，三棱、莪术、青皮、陈皮、香附各五钱，胡黄连一钱，为末，蒸饼丸，黍米大。每二十丸，米饮下。如有汗者去青皮，或五味木香散亦好。消乳食丸，药用砂仁、陈皮、三棱、莪术、神曲、麦芽各五钱，香附一两，为末，糊丸麻子大；每二十丸，紫苏煎汤下；治乳积、食积，严重的用消积丸、感应丸、红丸子。

小儿有积，肠胃脆软，忌用毒药攻击，久则脾虚食少，或吐或利，变生他证。取积之法，调脾和胃，缓急次序攻之，切勿伤其胃气。有因下积伤脾，反生潮热，变为慢惊者有之。另外，李梴还提出了其他的注意事项，如"癖病不食但饮乳""无积不喘虚宜温"等。

五、外科病 🦩

对于外科病证，共分脑颈部、手部、胸腹部、背腰部、臀腿部、足膝部、遍身部等7个部分进行论述。

（一）脑颈部

脑颈部疾病，有脑发五种、头疮、风屑、白秃、软疖、大头肿、鬓疽、耳疮、月蚀疮、内痔疮、痄腮、瘰疬、痰核、瘿瘤。

脑后颈后顶心发，六腑阳毒好上蒸。六腑阳毒聚顶，惟太阳膀胱主之。久积痰火湿热，上蒸于脑，古谓发脑、发鬓、发眉、发颐、发背，称为五发，病凶险。凡眼不见疮，皆恶。有生于两边发际穴者，如有核，宜取核以去病根。有生于脑心者，四边肿赤连耳项，不急治，脓水从头中而出，血逆竖起不治。有生于颈后者，疮头向上，疮尾向下，形如蜂窠，乃反证也。肿者，急宜托里散加升麻、赤芍、桔梗，防毒攻心。如痰发，或流入两肩者，不治。有生脑后对口者，名曰天疽。其状大而色紫黑，不急治，热入渊腋，前伤任脉，内熏肝肺，十余日而死。有生耳后一寸三分至命之处，称为发颐，又称为锐毒。凡头上痈疽，宜服降火化痰、消肿托里之药，不可针灸，初起隔蒜灸则可，但艾炷宜小而少。势成者，外敷南星膏或阴阳散，敛口古香榔散。若热上蒸，连颐而穿口，必主穿喉而死。

头疮，宜内服酒归饮，外用雄黄、水银各等分为末，以腊月猪脂（半生半熟）和匀，洗净敷之；湿烂者，用燕窠土、黄柏为末，干掺；痂高者，用黄蜡、沥青同熬，敷之。

头上风屑、白屑极痒，宜内服单苦参丸；下虚者，用薄荷茶。外用藜芦煎汤，避风洗头，候稍干，分开头发，仍以藜芦末掺头皮上，绢帕紧缚两天两夜，头风也可见效。

秃疮，初起白团斑剥如癣，上有白皮，久则成痂，遂至满头生疮，中有脓孔细虫入里，不痛微痒，经久不瘥。宜内用通圣散酒拌，除大黄另用酒炒，共为末，再用酒拌令干，水煎服，每次服一钱。外用红炭淬长流水，洗去疮痂，再用淡豆豉一合，炒令烟起色焦，屋尘一团，饭饮调剂，炭火煅令灰烬，等分为末，加入少量轻粉，麻油调搽。如有热，加黄连、寒水石；有水，加枯矾；有虫，加川椒、麝香少许；肿厚，加消皮、烟洞烟胶、香炉盖上香胶。如久不愈，有虫，摩风膏加黄柏、黄丹、烟胶各一两。一方用盐乌鱼头烧灰，麻油调搽。

软疖，用抱鸡卵壳，烧存性，入轻粉、黄连减半为末，清油调敷。外肾生疮亦效。愈而再作者，用野蜂房二个，烧存性，为末，用巴豆二十粒去壳，煎清油二三沸，去豆，以清油调敷，或枯矾亦好。多年不愈者，用猪颈上毛、猫颈上毛各一握，烧存性，鼠屎一粒，为末，清油调敷，或加轻粉效更佳。如暑月生疖，用木槿花捣烂敷之。

大头肿痛，又名雷头风，多因时行湿毒壅滞在高巅之上，故头面痛肿疙瘩，甚则咽嗌堵塞，害人最速。冬温后，多病此证，似伤寒寒热身痛。连两目、鼻、面肿者为阳明；发耳前后，并头角者为少阳；脑后项下肿起者为太阳。脉浮表证多者，清震汤，或败毒散加荆芥、防风；脉沉里证见者，宜羌活、黄芩，俱酒炒，大黄酒蒸为主。阳明加干葛、升麻、芍药、石膏；少阳加瓜蒌仁、牛蒡子；太阳加荆芥、防风，水煎，时时呷之。取大便，邪气去则止。严重的加芒硝，或防风通圣散加牛蒡子、玄参，俱用酒炒，微微下之。咽喉肿痛，用僵蚕一两，大黄二两，蜜丸如弹，井水化服。凶荒劳役，宜普济消毒饮以安里。虚者加参、归；便秘加大黄，或人中黄丸。服后俱仰卧，使药气上行，故非便秘热盛，忌用降下之药。表里俱解，肿不消者，砭去血，外用通关散倍羊踯躅及藜芦少许，搐鼻，嚏以泄其毒。久不愈，欲作脓者，内服托里消毒散。体倦食少恶寒者，宜用补中益气汤加桔梗。溃后肿赤不消，脓清色白，用六君子汤加桔梗、川芎、当归。元气素弱、脉微者，用人参、白术、川芎、当归、陈皮、柴胡、升麻、甘草各等分，以升举阳气；用牛蒡子、玄参、连翘、桔梗减半，以解热毒。肿赤便属纯阳，脉微便属纯阴。

鬓及头目肿痛，用四物汤加玄参、柴胡、桔梗、甘草。风热，连头面、咽、牙痛者，犀角升麻汤。血虚，四物汤加人参、黄芪。因劳役，肿痛、寒热、喘渴、自汗者，补中益气汤去升麻、柴胡，加五味子、麦门冬、炮姜。

耳疮发热掀痛，属三焦、厥阴。风热，用柴胡清肝汤、栀子清肝汤。中气素虚，补中益气汤加酒炒山栀、黄芩、牛蒡子。寒热作痛，属肝风热者，用小柴胡汤加山栀、川芎。内热痒痛出脓，寒热溺数，牵引胸胁胀痛，属肝火血虚者，八味逍遥散。耳内痒痛出水，喜冷银簪探入，属肾经虚火夹怒，忌用风药燥筋，宜肾气丸。耳边浸淫疮，出黄水者，用羊须、荆芥、枣肉等分烧灰，入腻粉为末，麻油调搽。月蚀疮，生耳、鼻、面间及下部诸窍，随月盛衰。用胡粉炒黄、枯矾、黄丹、黄连、轻粉各二钱，胭脂烧灰一钱，麝少许，为末，先用盐水洗净，掺之，或麻油调搽。

内痔疮初发如莲花，根蒂小而下垂乃大。治法以钩刀决其根，烧铁烙以止其血；次以雄黄、轻粉、粉霜、白芷、白蔹为末，敷贴。用槐枝作枕，支其牙颊间，毋使口合，一两个小时后疮瘢定合，口自梗。次日出脓，以生肌散敷贴。

痄腮外因风热肿痛，在表寒热者，升麻胃风汤；在里二便不利者，四顺清凉饮。如表里俱解，肿痛又不消，欲作脓，托里消毒散，治同大头肿。膏粱厚味，胃经积热，腮肿作痛，或发寒热者，用升麻、黄连、连翘、牛蒡子、白芷等分，水煎服。连耳上太阳部分肿，属风热，加羌活、防风；连耳下少阳部分肿，属怒火，加柴胡、山栀、牡丹皮；连耳后少阴部分肿，属相火，加知母、黄柏。头面齿牙俱肿，内热口干者，用犀角升麻汤；齿牙唇口俱肿，出血者，宜用清胃散加石膏。内伤生冷、凉药，不能消溃，食少体倦者，用补中益气汤；内伤气血俱虚者，用八物汤加麦门冬、五味子。伤七情有寒热者，用八味逍遥散；伤色欲，连颐及耳后肿者，用肾气丸、八味丸、十全大补汤。

生颈前项侧，结核如大豆、如银杏，为瘰疬；生胸胁腋下，坚硬如石，形如马刀虫，为马刀，多气少血之病，总因手足少阳相火所主。诸瘰初起，实证以化痰为主，通用二陈汤加防风、桔梗、黄芩、竹沥；体虚者用托里益气汤，或八物汤合二陈汤，多服，疮口自敛。若虚甚者宜先服健脾药，而后服二散；轻症者只用斑鸡丸。便坚胃盛者，用白蚕丸，或追脓化毒散、软硬皂子丸。少阳者，柴胡通经汤；阳明者，升麻调经汤；少阳、阳明二经，二汤合服调之。清肝者，胆与肝合病，则筋累累如贯珠，寒热臂痛，为肝气动而为病也，应清肝火为主，佐以养血。若寒热止而疮不愈者，应养血为主，佐以清肝，选用清肝益荣汤、栀子清肝汤、柴胡清肝汤。疮经久烂破，脓血大泄者，均可用肾气丸、补中胜毒饼为主，兼服逍遥散加桔梗、麦门冬、玄参以清肺火。若多怒则有肝火，用清肝解郁汤；有寒热者，用单夏枯草散。肝火旺盛，或近骨处生虫作痒者，用芦荟丸。通用猫头丸、海藻散坚丸。

（二）手部

手部病包括疣、甲疽、代指、天蛇头、鹅掌风、红丝疮。

疣多患于手背及指间，或如黄豆大，或如聚粟，或如熟椹，拔之则丝长三四寸许，又称为手背发。多因风热血燥筋缩者，宜用八味逍遥散加黄连，或清肝益荣汤；怒火者，柴胡清肝汤；误用寒凉降火之药及螳螂蚀、蛛丝缠、芫花浆线系、着艾灸等法，轻者反剧，重者大溃，肿痛发热、出血而死亡。

甲疽，是毒气攻于手指足趾，努肉裹上，指甲疼痛出血，疮中有虫；

或因剔甲伤肌；或因甲长侵肌，遂成肿痛。俱用绿矾五两，置铁板上，以炭火封，吹令火炽，其矾即溶，使其流出赤汁。等汁流尽，去火等晾凉，取末，颜色似黄丹收之。先以盐汤洗拭，后用绿矾为君，入乳香少许敷。重者用绿矾五钱，芦荟一钱半，麝香一字，为末，用绢袋盛药，将患指放于袋中，用线扎定直到痊愈。

代指，指头先肿，焮热掣痛，然后于爪甲边结脓，甚者爪甲均脱落。先用芒硝煎汤淋洗，然后用乌梅核中仁为末，米醋调成膏，将指头放在里面即可痊愈；或用猪脂和蚯蚓捣烂，敷贴。

天蛇头疮，生手指上或足，疮旁一块开口肿痛，用鸡母杨根炆醋，浸一晚即消。或将雄黄放入鸡子内，将患指浸泡一晚，第二天早上用蜈蚣烧烟，熏病指一两次即可消除。如痛甚流血不止者，用雄黄、蜈蚣、全蝎研为末，擦在疮上，用少油抹帛上扎之。

鹅掌风癣，用猪前蹄爪，破开，入菊花、苍耳末，以线缚定，煮烂食。第二天用白鲜皮、皂角、雄黄各五分，铅制水银三分，为末，临夜用鹅脂、姜汁调搽。第二天早上用沙擦去，然后量体服去风之药。此癣为杨梅疮类，如多年不愈，先用瓷锋磨刮，再以蓖麻子一两，枯矾二钱，为末，桐油调擦，火烘极热；再用枣肉三两，水银五钱，枯矾三钱，捣烂如泥，每日擦手千遍；再用肥皂、酒糟洗净，十次即可起效。灸劳宫，或内关一穴可以痊愈；外用水龙骨，火烧烟熏。治手足掌风及绵花癣。也可以用樟叶煎汤洗。

红丝疮，因喜怒无常，血气逆行而生于手足间。有黄疱，其中忽紫黑色，即有一条红丝，迤逦血上而生，若至心腹，则使人昏乱。如果有生两三条红丝者，急以针横截红丝所到之处刺之，使出血，用膏药贴，或嚼萍草根敷贴即可愈。

（三）胸腹部

胸腹部疾病，有乳痈、肺痈、肺痿、心痈、胁痈、胃痈、肠痈、腹痛。

1. 乳病

（1）吹乳

因乳子膈有痰滞，口气燃热，含乳而睡，风热吹入乳房，凝注不散而作痛。初起须忍痛揉令稍软，吸取汁透，自可消散。不散，宜益元散，冷姜汤或井水调，一日一夜服三五十次自解。重者，顿服解毒汤。夹气者，古芷贝散、单青皮汤。外用漏芦为末，水调敷。如果乳汁不行，奶乳胀痛者用涌泉散。

（2）乳痈

核久内胀作痛，外肿坚硬，手不可近，称为乳痈。未溃者，服瓜蒌散、内托升麻汤或复元通圣散加藜芦；虚者，托里消毒散。将溃，两乳间出黑头，疮顶下作黑眼，内托升麻汤。已溃且寒热者，宜用内托十宣散；少食口干者，宜服补中益气汤；晡热内热者，用八物汤加五味子；胃虚呕者，六君子汤加香附、砂仁；胃寒呕吐或泻者，六君子汤加干姜、藿香；遇劳肿痛者，八物汤倍人参、黄芪、当归、白术；遇怒肿痛者，八物汤加山栀。怒有伤肝脾，结核如鳖，棋子大，不痛不痒，五七年后，外肿紫黑，内渐溃烂，名曰乳痈，滴尽气血方死，急用十六味流气饮及单用青皮汤兼服。虚者，只用清肝解郁汤，或十全大补汤。只有初起不分属何经络，急用葱白寸许，生半夏一枚，捣烂为丸，芡实大，用棉花塞，如患左塞右鼻，患右塞左鼻，一晚上即可消。

（3）男子乳房疾病

男子乳房疾病，治疗上与妇女乳房疾病有细微的差异，妇女损肝胃，男子损肝肾。怒火、房欲过度，以致肝虚血燥，肾虚精怯，不得上行，痰瘀凝滞，亦能结核。男子两乳肿，用瓜蒌散、十六味流气饮。左乳肿为足三阴虚，郁怒所致，八物汤加山栀、牡丹皮，或清肝解郁汤；火盛风热，加炒黑草龙胆五分；肾虚，用肾气丸；食少作呕，胸胁作痛，日晡头痛，溺涩者，六君子汤加川芎、当归、柴胡、山栀；溃烂作痛者，十全大补汤、肾气丸；因劳怒则痛，并发寒热者，补中益气汤加炒黑山栀，不可轻用清热败毒之剂。

2. 肺痈肺痿

经年久咳，热极叶焦而为痿，犹如草木亢盛，则枝叶萎落。火燥甚，则腐胀为脓血成痈。病因为汗、吐、下后亡津，或肾虚火炎，或厚味熏蒸而成。其证候表现为：恶风咳嗽、鼻塞流涕、项强不能转侧、皮肤没有光泽、胸胁胀满、呼吸不利、吐痰血腥秽。

肺痿脉数而实，寒热往来，自汗咳唾，口中涎多，用知母茯苓汤。如咯血将变痈者，宜用紫菀散；火盛者，用人参平肺散，含化；虚损者，用劫劳散；虚冷不渴者，用炙甘草汤加干姜；喘急有寒邪者，用小青龙汤；喘急面浮、鼻塞胸胀者，用古葶苈散。是知肺痿有寒有热，而以清金降火豁痰为主。

肺痈脉数而虚，口燥咽干，胸胁隐痛，二便赤涩，咳唾脓血腥臭，置之水中则沉，用桔梗汤。如吐脓者，用消脓饮；咽痛者，用甘桔汤；便秘者，用太乙膏为丸，白汤下。血多者宜用梅豆汤；冷热不调者宜用云母膏为丸，甘桔汤下；痰多少食者，宜用托里清中汤；咳喘短气溺少者，宜用参芪补肺汤；脾虚少食者，宜用参术补脾汤；七情、饥饱、劳力伤脾肺者，宜用团参饮子；咳唾痰壅者，为肾虚，宜用肾气丸；口干燥者，为有虚火，宜用八味丸去附子，加五味子。有吐脓血如肺痈，口臭，诸般药不效者，宜用消风散加发灰，米饮下。面赤当补脾肾，面白当补脾肺。补脾以生肺金，补肺以生肾水。如阴火发热，咳吐脓血，痰如糯米粥，脉浮大者，预后不佳；若脓血自止，脉浮短涩者，预后佳。

3. 心痈

胸乳间生蜂窠痈发，称为井疽。状如豆子大小，三四日起，如果不早治，入于腹，十日便可致人死亡。心热盛极，急用疏导心火之药，迟则不救。小便涩者，用清心散或凉膈散去芒硝、大黄，加白芷、天花粉、瞿麦、木通；大便秘者，内固清心散或凉膈散去芒硝，加白芷、天花、生地。

4. 胁痈

初起，用神效瓜蒌汤，或柴胡清肝汤。盖由胁肝心火盛，虚中有热，绝不敢投阳药。破溃后才能清热托里兼滋肾水。误投热药，易伤骨膜，需谨慎。胁痛，用鸡屎粘捣烂，加入少量盐，醋和敷贴，消肿止痛，脓成者，敷贴即愈。

5. 胃痈

胃脘痈，因饮食、七情火郁，复被外感寒气所隔，使热浊之气，填塞胃脘，胃中清气下陷，故胃脉沉细，惟寒气所隔，故人迎脉紧盛，有这两脉者即为胃痈。外证寒热如疟，胃浊则肺金失养，故身皮错纵，或咳或呕，或唾脓血，俱大射干汤主之。胃火盛者，宜用清胃散；痰壅者，用甘桔汤；大便不利者，太乙膏为丸服；小便不利者，用三仁汤；内痛者，用失笑散；虚而痛者，用牡丹散；脓出食少者，宜用补中益气汤升提胃气，或佐以前药调之。不可专治其疮。

6. 肠痈

湿热郁积于肠而成痈。痰火盛者，脉数而滑；夹瘀血多者，脉数而芤。外证小腹肿，重按则痛，小便如淋证，发热恶寒。脉迟紧者，没有脓，大黄汤或五香连翘汤下之，不敢下者，败毒散加秦艽、连翘；脉芤涩者，四物汤加桃仁、红花、玄胡索、木香；脉洪数者，已有脓，用三仁汤、神效瓜蒌汤；小腹疼痛、小便不利者，为脓壅滞，宜用牡丹散。若腹胀大，转侧闻有水声，或绕脐生疮出脓，大便屡下脓血者，为不治之证。脉数外无潮热，内无积聚，身皮甲错，腹急如肿，按之却软，为内虚阴冷，凝痰成痈，宜用牡丹散或内托十宣散加茯苓，甚者败酱散，以小便利为验。肠痈冷热交错证，用云母膏为丸，牛胶煎酒下，利去瘀脓则病可愈。如下脓过多者，梅豆汤合甘桔汤和之，蜡矾丸效最佳。脓止后，内托十宣散，或八物汤、补中益气汤以固本元。病愈后宜静养，若动作躁暴，或被惊恐，则肠断而死亡。

7. 腹痛

腹痛生于肚腹，皮里膜外，左关脉洪数，而腹痛严重。病因为膏粱、七情火郁，以致脾虚气滞而成；小儿多因惊、积亏损而成。食积、疝气相类，不可误治。漫肿坚硬，肉色不变，为没有脓，四君子汤加川芎、当归、白芷、枳壳，或托里散。若肿痛严重者，为邪气实，先用活命饮，隔蒜灸以杀其毒，后用托里散以补其气。肿起而软，色赭赤者，为脓成，用托里消毒散。若脓成而不外溃者，是因为气血虚，用针刺之。

（四）背腰部

背腰部疾病有背发七种、腰发两种。

1. 背发七种

发在肩下脊上，因饮食感毒。宽一尺，深一寸，虽溃在骨，不穿膜不死，急治脾肚中之毒，内服护心散，外用敷药，恐毒奔心，大要服药截住。

发生于右胛，又称莲子发，外如莲蓬，内有子孔，恐其毒奔入心，用托里散加黄芩、黄连、黄柏、荷盖散之，不令攻心，渐消可治。通背肿者为危证。

胛发，生于左膊间，初起可用灯火点破，内服追疔汤，发汗即可散。

右搭肩发，若骨上生者，以动之处可治，若串左肩难治；左搭肩发，骨上生者，以动之处可治，若串右肩难治。二证内服托里散加升麻、桔梗，外用去恶散，或棉絮烧灰为末掺之，干者麻油调搽。

蜂窠发，正当脊心，形如蜂窠，有孔在上者不宜，最为反证，宜托里散加菊花以生肌定痛、防毒攻心，难治，因心火未发的缘故。

对心发，此证极重，因心火盛而热气会生于此，其毒壮盛走暴，急用疏导心火之药。

2. 腰发两种

肾俞发，因受湿并怒气、饮热酒，伤于内肾，流毒肾俞生疽，急用药解内肾之毒。若肾经见有湿热，更加房劳、郁怒过度，则两肾俞穴生发。阳发于外者，可治；阴发、痰发伤肾膜及脓稀者，为死症。

焮肿发热，疼痛色赤，作渴，脉滑数有力，先服活命饮，后用托里消毒散；漫肿不热，微疼色黯，作渴，脉数无力者为肾虚，用托里散。少食者，六君子汤加姜；晡热阴虚者，四物汤加参、术，或肾气丸；恶寒热，四边渐大者，阳气虚也，单人参汤、十全大补汤；小便频数者，用八味丸。初起食少，邪盛脾亏，急用补中益气汤。今用赛命丹、一捻金，施于因怒、因饮食毒及肥人则可，若瘦人及因欲火者，反烁阴作渴致泄，或血涩毒气不行。惟初起或一服之则可。凡焮肿、气血胜毒易治；漫肿，若服托药没有效果者为毒胜气血，旬日即死。或已发出而不腐溃者，须急用托里药，兼补脾胃，没有效果者二旬即死。若已溃而色不红活者，用托里散加人参、黄芪、肉桂及补脾之药，却不能生肌，疮口黯，晕大而不敛，为脾崩，一月余即死亡。

（五）臀腿部

臀腿部疾病，包括臀痈、便毒、路岐、悬痈、痔漏、阴疮、阴囊痈、妇人阴疮、附骨疽、杖疮。

1. 臀痈

臀居小腹之后，部位僻奥，虽多血，但气既罕到，血亦罕来。中年患此，诚为可虑。初起未成脓者，隔蒜灸，再用葱熨法；欲作脓者，内托羌活汤；痛甚者，活命饮；肿硬痛者，托里消毒散，微肿痛者，托里散；脾虚不能消散，或食少不作脓者，六君子汤加川芎、当归、黄芪，偏右臀腿者尤宜；肾虚不能消散，或作渴、溺淋者，肾气丸。有脾虚误服消导药，以致气陷下，肿痛严重者，用补中益气汤，或十全大补汤。溃后尤宜进此二药，以固其里，兼节酒色，戒躁暴。臀蛆疮痛痒者，摩风膏。只痒甚有虫者，用硫黄一两，人言一钱，为末，用醋调匀，慢火熬干，复熬化，如火起，将醋洒数次，等醋在地下冷成饼后即用麻油磨浓，等疮痒的时候抓破擦上，三天即可愈。

2. 便毒

便毒，又云便痈，生于腿胯小腹之间，属于厥阴肝经，为冲、任、督三脉隧道，是精气出入之路。或入房忍精，或思色不遂，或当泄不泄，败精凝滞为瘀，肿痛在胯腹之间，先用五苓散，便秘加大黄，有寒热用小柴胡汤加山栀、泽泻，后用肾气丸以补精，兼逐瘀血。内有湿热，外被寒邪相拒，败瘀不得散，治宜清肝火、活瘀血、渗利肾经邪水；夹郁怒者，用流气饮子，或复元通气散加天花粉、白芷、青木香；肿痛严重者，用活命饮；湿热壅滞者，用龙胆泻肝汤；体薄大便容易，而小便涩者，用小柴胡汤加川芎、当归、知母、黄柏、泽泻，或神效瓜蒌汤加柴胡、山栀；痛甚者，用活命饮去大黄。湿热因劳倦气滞者，用补中益气汤。溃后，俱宜托里散、八物汤加柴胡，或十全大补汤。久欲成漏者，用蜡矾丸，也可用紫花地丁擂酒服。便毒左右两边俱发，或先有疳疮而发，或卒然起核疼痛而发，用药同前。愈后仍需戒房事。

3. 路岐

肿痛者，内服单蜘蛛方；外用炒葱，熨三五次，后以消毒消肿药加大黄、木鳖子、南星、草乌敷贴；破者，用生肌散。

4. 悬痈

悬痈生尿道前，阴囊之间，初发甚痒，状如松子，渐如莲子，日久如桃李，加以赤肿；若破则大小便从此中而出，则不可救。

5. 痔漏

初起湿热壅滞作痛，溺涩者，活命饮去大黄，或龙胆泻肝汤。不成脓且不溃者，用八物汤；脓已成者，急用针。欲其生肌收敛，肾虚用肾气丸，血虚用四物汤加人参、白术，气虚用四君子汤加川芎、当归，脾虚用补中益气汤，久成漏用十全大补汤、蜡矾丸。

6. 五痔

五痔分为牡痔、牝痔、肠痔、血痔、脉痔。多因饱食则脾不能运，食积停聚大肠，脾土虚，肺金失养，则肝木寡畏，风邪乘虚下流，轻则肠风下血，重则变为痔漏。或醉饱入房，精气脱泄，热毒乘虚下注；或淫极入房过甚伤筋，忍精停毒，甚则以男交男，致伤膀胱与肾肝筋脉。膀胱筋脉抵腰络肾，贯臀走肝，环前后二阴，故痔为筋脉病，发则面青痛甚，肝苦急。

牡痔，肛边如鼠乳；牝痔，肛边一枚，生疮陷入；肠痔，结核肠内，脱肛出血；血痔，大便清血，随下如射线；脉痔，肠口频频发瘟，出血且痛且痒。宜用五痔散。若气痔，肛门肿痛便难，强力则肛出不收，用加味香苏散；酒痔，饮酒则发，用干葛汤；虫痔，浸淫湿烂，岁积月累，蚀肠穿穴，用猬皮丸、黑玉丹。

痔的病因：痔非外邪，为脏内湿热风燥，四气相合，蕴久流入大肠而成毒。有肠头肿块为有湿，肛肿后坠为湿兼热，出脓血水为热胜血，痛极为有火热，痛痒为有风热，大便秘为燥热，小便涩为肝火湿热。又疮头向上或硬者多为热，向下或软者多为湿。

治疗以凉血和气清湿热，润燥疏风止痛痒为主。热则伤血，血滞则气亦不运，而大肠下坠作痛。用槐花、槐角、生地凉血，川芎、当归、桃仁和血生血，枳壳行气宽肠，黄芩、黄连、山栀清热，黄柏、防己、泽泻行湿，麻仁、大黄润燥，秦艽、荆芥疏风。风邪陷下久者，用防风、升麻升提；气弱者，用人参、黄芪补益；气不顺者，用木香、槟榔和之。热痔，用黄连阿胶丸、清心丸、槐角丸、槐胆丹；湿热，用加味连壳丸或四物汤合败毒散；风湿，用秦艽汤；燥痔，用四顺清凉饮；下血，用芎归丸或苦参丸；痛者，用止痛丸；痒者，用黑玉丹；肿硬者，用豚胃丸。

（六）足膝部

足膝部疾病包括：鹤膝风、人面疮、肾脏风疮、臁疮、脚跟疮、脚发、嵌甲疮、脚指丫疮、脚背发9种。

1. 鹤膝风

鹤膝风为足三阴亏损，风邪乘之，以致内热，减食肌瘦，肢体挛痛，久则膝愈大而腿愈细，有如仙鹤的膝盖。

初起治疗宜用葱熨法消之；寒热者，五积交加散，加乌药、僵蚕；已溃者，独活寄生汤、大防风汤。亦有因阳虚热来复去，无根虚火者，宜用十全大补汤、大防风汤。脐腹疼痛，溺频头晕吐痰者，宜用八味丸；发热大渴，面赤脉大，血虚者，用古归芪汤。阴虚形瘦发热者，宜用肾气丸；夹湿热者，宜用苍龟丸、二炒苍柏散；食少面黄者，宜用六君子汤；津干中气不足者，用补中益气汤加五味子；脓清肌肉不生者，用八物汤。妇女月经不调，发热口渴，两膝肿痛者，用肾气丸、苍龟丸、逍遥散，加牛膝、杜仲、黄柏。

2. 人面疮

疮像人面，眼、口、鼻全，多生膝上，也有生臂上者，须清心悔过，内服十六味流气饮。病久者，用大苦参丸、肾气丸；外用贝母末敷贴，乃聚眉、闭口、用生肌敛口而愈。

3. 臁疮

初起焮肿作痛，寒热者，属外邪湿热，用槟苏散、败毒散。毒盛发寒热者，用活命饮。

4. 脚跟疮

脚跟为督脉发源，肾经过脉。内因饮食起居，亏损足三阴所致，或外被犬、兔所咬而成。

漫肿食少者，宜用补中益气汤；晡热头昏者，宜用逍遥散、肾气丸；咳嗽吐痰者，用十全大补汤、八味丸。若病久不敛口，滴尽气血则死亡。脚肚上生疮，初如粟，渐大，抓搔不已，成片包脚相交，黄水流出，痒不可忍，病久即变成顽疾难愈。先用贯众煎汤淋洗，后用百药煎为末，津唾调，逐旋涂敷，自外而入。裤口疮生于脚胫，或因物打扑而成。其疮口狭，皮内极阔，皮薄如竹膜，极痒痛，终日黄水流，延蔓而生，甚者数十年不愈，又易于传染别人。患者必须忌房事才容易治愈。用韭菜地干地龙屎为末，加入轻粉、清油，或白狗血调敷。内、外疮都可以治。

5. 脚发

脚发生于足掌，或足趾缝间，色赤肿痛，脓稠者，属足三阳湿热下注，易治；微赤微肿，脓清者，属足三阴亏损，为难治之证；若黑黯不肿痛，不溃脓，烦热作渴，小便淋沥者，阴败末传恶证，为不治之证。

湿热下注者，先用隔蒜灸及活命饮以解蕴毒，然后服补中益气汤、肾气丸以补精气。三阴虚者，宜初起托里消毒散，或托里散加牛膝、槟榔、杜仲；等溃后再用大防风汤、十全大补汤、八味丸。阴虚足心热者，宜用四物汤加知母、黄柏。脾亏者，用补中益气汤。

6. 嵌甲疮

嵌甲因靴窄研损，爪甲陷入，四边焮肿，黄水流出，浸淫相染，五指湿烂，渐渐引上脚趺，疱浆四起，如汤泼火烧，日夜倍增，不能行动。

治疗用陈皮浓煎汤浸，过段时间后甲肉自相离开，轻轻剪去肉中爪甲，外用蛇蜕一条烧灰，雄黄四钱干掺。干者宜用香油调敷。与甲疽条参治。

7. 脚指丫疮

脚指丫疮湿烂，以及足趾角急为甲所入肉，便刺作疮湿烂，用枯矾三钱，黄丹五分，为末掺之；或鹅掌黄皮烧灰掺之；也可以用细茶嚼烂敷贴。若指缝搔痒成疮，血出不止，用多年粪桶箍篾，烧灰敷贴。脚上及趾缝中沙疮，用燕窠泥略炒与黄柏二味为末，香油调敷，痛者加乳香。

8. 脚背发

脚背发，又称为脱疽疔，以其能溃脱也，亦有患于手背及手指者。因膏粱房室，损伤脾肾，或先渴而后发，或先发而后渴。轻者，色赤作痛自溃，可以治愈。

治疗先用隔蒜灸，内服活命饮或败毒散加金银花、白芷、大黄；痛止后用托里散，或内托十宣散去桂加天花粉、金银花。夹气者，用十六味流气饮；下虚者，用十全大补汤、八味丸、大苦参丸。严重者色黯不痛，先用隔蒜灸、桑枝灸，再服固内的补药，则恶肉不致上侵。若内修手足、口咬等伤，或外涂生肌凉药，内服克伐，兼犯房事，患处不溃不痛，色黯上延，亦多致殒。重者须用利刀解去其筋，则筋骨出而毒出。如果严重的趾头，则需要切去，在肉则需要割去肉。外治用桐油及无名异煎一沸，入花椒一勺，看疮大小剪蓼叶在内，同煎浸一周后，单以此叶贴疮上。

（七）遍身部

遍身部疾病，包括五疥、五癣、血风疮、癞风、杨梅疮、疔疮、多骨疽、翻花疮、流注、瘰疬、暑热疮、痱痤疮、寒冷疮、冻疮、手足皲、蜗疮、手瘊疮、浸淫疮、白蛇缠疮、汤火疮、肥疮、疣疮、漆疮、竹木刺、折伤、破伤风等 26 种。

1. 五疥

五疥由五脏蕴毒而发，属足三阴者较多，分干疥、湿疥、砂疥、虫疥、脓窠五类。

（1）干疥

干疥瘙痒，皮枯屑起，便秘者，为心肝火郁于肺，用四顺清凉饮、古荆黄汤、搜风顺气丸；病久者，用天门冬膏。便利者，为相火郁于肺，用活血润燥生津饮，或四物汤加黄芩、连翘、天门冬；久者，宜用肾气丸；病久虚者，用古乌荆丸。如素有肺风，面上多粉刺者，用桦皮散。

（2）湿疥

湿疥瞖肿作痛，病久则水流如黑豆的汁液。便秘者，为脾郁湿热毒，用防风通圣散（俱酒蒸或炒，大黄另用酒煨炒三次）加木鳖子，或升麻葛根汤加天麻、蝉蜕。气滞者，宜用复元通气散；湿胜者，宜用除湿丹。便利者，为脾虚湿热，补中益气汤量加黄芩、黄连清热，川芎、白芷燥湿。胃火作渴者，用竹叶黄芪汤。脾郁盗汗不寝者，用归脾汤。溺涩腹胀者，宜用胃苓汤加黄连。病久者，二炒苍柏丸。湿胜者，单苍术膏。脾肺风毒者，何首乌散。

（3）砂疥

砂疥如砂子细小，或痛或痒，抓之有水，焮赤，为心血凝滞。便秘者，宜用当归丸，或凉膈散合四物汤；久者，宜用酒蒸黄连丸；胸烦多痰者，用牛黄清心丸；心烦口干，小便不利者，宜用连翘饮；便利者，宜用活血四物汤；久者，宜用当归饮。

（4）虫疥

火盛生虫，即腐草为萤意。虫疥，痒不知痛，延蔓易于传染。便秘者，肝风热甚，用芦荟丸或败毒散，磨羚羊角汁刺之；病久者，用古苦皂丸。便利者，肝经火郁，宜用逍遥散，磨羚羊角汁刺之；久不愈者，宜用胡麻散。但诸疮久则生虫，须兼外治敷洗。

（5）脓窠

含浆稠脓色厚，焮痛便秘者，为湿热，用五香连翘汤、升麻和气饮，或竹叶石膏汤合四物汤；含浆脓清色淡，不痛便利者，为肾虚火，宜用八味逍遥散，或四物汤加知母、黄柏，或四生散、肾气丸。

2. 五癣

疥癣均是因为血分热燥，以致风毒充于皮肤，浮浅者为疥，深沉者为癣；疥多夹热，癣多夹湿；疥发手足遍身，癣则肌肉瘾疹，或圆或斜，或如苔霉走散。风癣即干癣，搔抓则有白屑，湿癣如虫行，搔抓则出汗；顽癣全然不知痛痒；牛癣如牛颈皮，厚且坚；马癣微痒，白点相连，又称为狗癣。

诸风湿虫癣初起有可下者，打脓散去黄连、金银花、穿山甲、芒硝，加赤芍、白芍，水、酒各半煎，临熟加入大黄，放一夜，五更服；有可汗者，用四物汤加荆芥、麻黄各五钱，浮萍一两，葱、豉煎服取汗。一切癞癣均有效。经久不敢汗下者，用防风通圣散去芒硝、大黄，加浮萍、皂刺，水煎服。久年不愈，体盛者，兼吞顽癣丸，或古龙虎丹，用何首乌、白芷、苏木等分，加入猪油及少量盐，浸酒送下。体虚者，不可妄用风药。气虚者，用何首乌散、消风散。血燥者，用四圣不老丹，或肾气丸，长期服用即可见效。有虫者，俱宜间服蜡矾丸。外治：干癣，用野狼毒、草乌各二钱半，斑蝥七枚，生为末，津唾调搽。湿癣，用枯矾、黄连各五钱，胡粉、黄丹、水银各二钱，为末，用猪脂油二两夹研，待水银星散尽后用瓷罐收贮，涂搽。牛癣，用旧皮鞋底，烧存性，加入少量轻粉末，用麻油调敷。马疥癣，用马鞭草（不犯铁器），捣自然汁半盏，饮尽，十天即可愈。通用麻油二两，入巴豆、蓖麻子各十四粒，斑蝥七粒，熬煎三味枯黑去渣，入白蜡五钱，芦荟末三钱，搅匀，瓷罐收贮，括破涂之；或用川槿皮、浙剪草、木鳖子等分为末，醋调敷。洗药：用紫苏、樟脑、苍耳、浮萍煎汤。

3. 血风疮

血风疮，是由于三阴经风热、郁火、血燥所致。瘙痒不常，抓破成疮，脓水淋沥，内证晡热盗汗，恶寒，少食体倦，所以不敢妄用风药。

肝风血燥，寒热作痒者，宜用当归饮加柴胡、山栀；痛痒寒热者，宜用小柴胡汤加山栀、黄连；夜热谵语者，宜用小柴胡汤加生地；肝脾郁火，食少寒热者，宜用八味逍遥散；脾虚晡热盗汗，不寐者，宜用归脾汤加山栀、熟地；肾虚有热，作渴咳痰者，宜用肾气丸。遍身者，四物汤加浮萍、黄芩等分，甚者，用紫云风丸、换骨丸、三蛇丹；两足痛痒者，用当归拈痛汤。如因饮酒后，遍身痒如风疮，抓至出血又痛者，用蝉蜕、薄荷等分为末，每二钱，水酒调服。凡身发痒者通用外治，用摩风膏、大马齿膏。

4. 癞风

癞，即《内经》所指疠风，受天地间肃杀风气，酷烈暴悍，最为可怕。一是因风毒，或汗出解衣入水，或酒后当风；二是因湿毒，或坐卧湿地，或冒雨露；三是因传染。除外因所致外，内伤饮食，热毒过甚，大寒大热，房劳秽污，以致火动血热，更加外感风寒、冷湿而发。初起身上虚痒，或起白屑、紫云如癜风然，或发紫疱疙瘩流脓。上先见者，气分受病，上体必多；下先见者，血分受病，下体必多；上下俱见者，气血俱病。从上而下者，为顺风；从下而上者，为逆风。但从上、从下，以渐来者可治，顿发者难愈。治失其法，以致皮死，麻木不仁；脉死，血溃成脓；肉死，割切不痛；筋死，手足缓纵；骨死，鼻梁崩塌，与夫眉落、眼昏、唇翻、声喑，甚则蚀伤眼目、腐烂玉茎、挛拳肢体。

5. 杨梅疮

杨梅疮，多由肝肾脾内风湿热之毒，间有天行湿毒传染，但叫法不一，有称杨梅为天疱，有称杨梅为大麻风，以理推之，其形如杨梅，焮红湿烂痒痛属心，多生乳胁；形如鼓钉、黄豆者属脾，多生满面，谓之大风痘；形如棉花属肺，多生毛发；形如紫葡萄，按之紧痛者属肝肾，多丛生胯臀及筋骨之处，内多白水，按之不紧者，称为天疱疮，为这类病的轻症。如发于鬓、额、口、鼻、谷道边者，属阳明及少阳、太阳。如发于足胫、阴茎、胁肋者，属肝肾及太阴。大抵上先见者，气分受病，上体必多；下先见者，血分受病，下体必多；上下俱见者，气血俱病。

初起即服防风通圣散一剂，去麻黄，用芒硝、大黄以去内毒，待胃气稍定，再用一剂，去芒硝、大黄，用麻黄发汗以去外毒，以后用加减通圣散、丸多服。轻者服此一剂，搽、洗就可以了；重者十剂后，宜服化毒散三日，再用吹药三日，疮干痂欲脱落，再服化毒散三日，后量用防风通圣散加减。上体多者，兼服败毒散加荆芥、防风、钩藤；下体多者，兼服龙胆泻肝汤。从鼻准肿起，遍身生疮，面上尤多者，桦皮散；便燥者，搜风顺气丸，以此调理断根。失治久，则风毒深入经络，夹湿而成顽癣，或气血虚败而成漏，或误服轻粉、水银及不遵禁戒，而成风堆肿烂，流脓出汁，谓之痈。病至于此，亦有蚀伤眼鼻、腐烂玉茎、拳掌肢体，与癞无异，治宜消毒，兼以补虚。消毒：顽癣者，用皂根丸；筋骨痛者，宜用皂刺丸、换骨丸；成漏者，用象牙丸；肿块者，用仙遗粮丸。通用加味苦参丸、大枫丸、蜡矾丸、单苦参酒。消毒补虚，用仙遗粮汤加钩藤，或补气泻营汤、胡麻散。补虚：气虚者，用单人参汤、补中益气汤；血虚者，宜用四物汤加山栀、钩藤、金银花、甘草节，或肾气丸、四圣不老丹；气血俱虚者，用八物汤、八味丸、单仙遗粮丸。外贴可用太乙膏、白蜡膏。

6. 疗疮

多因恣食辛辣厚味，炙爆腥荤及误食禽兽，蕴毒于中而即发；或卒遇大风、大雾、大暑、大寒，天地暴沴之气，袭注经络，触动其毒而发者；或因感死畜、蛇虫、毒气而发者，其死亡速度更快。

实者，初服赛命丹三丸，以葱酒发汗。表证多者，用追疗汤，或败毒散加蝉蜕、僵蚕、金银花；里证多者，用活命饮、五圣汤。便利溺涩者，用黄连消毒散，此散初起服即可内消。欲作脓者，用托里消毒散。虚，初服保生锭子以解毒，或蟾肝丸。有表邪不敢汗者，宜用补中益气汤加防风、白芷；里证不敢下者，用蜂蛇散。肿痛欲作脓者，用托里散、内托十宣散；不能溃者，用人参、黄芪、当归、白术补之，或补中益气汤合生脉散，以防毒陷。豁心气者，疗毒入心，则神昏、口干烦闷、恍惚似醉、呕吐不定，为危证。实者，用万病解毒丹，用黄连、当归煎汤化下；虚者，用古芎归汤加茯苓、茯神、远志、莲肉补之。毒上攻心，呕者用护心散。有因服赛命丹吐者，亦宜此解之。恍惚闷乱、坐卧不宁、烦渴身痛、便秘者，用漏芦饮子；烦躁作渴者，用竹叶黄芪汤。外治：轻者单用蟾酥末，用白面和黄丹搜作如麦米大丸，用针挑破疔头，纳入一粒即可治愈；重者用赛金丹；危笃者，用提疔锭子。凡暴死多是疔毒，急用灯照遍身，若有小疮，宜急灸，并服赛命丹，亦有复醒者。

7. 多骨疽

多骨疽治宜用十全大补汤、肾气丸。外以附子饼灸，或葱熨法，祛散寒邪，补接荣气，则骨自脱，疮自敛。若肾气亏损，其骨渐渐肿，过段时间则溃脓出骨，也可用葱熨法治疗。若用克伐之法，则真气更虚，邪气更甚。有上腭肿硬，一年多才溃，半载未愈，内热体倦作渴者，用补中益气汤、肾气丸，元气渐复，出骨一块，仍服前药而愈。有足背肿落一骨者，有手背肿落一骨者。

8. 翻花疮

多因元气虚弱，肝火血燥生风所致。症见大小长短不一，或如蛇形，长数寸者，用雄黄末敷之。内服补养脾胃药，如十全大补汤，或八物汤倍人参、黄芪、当归、白术。出血者，为肝不能藏、脾不能约，宜用补中益气汤加五味子、麦门冬，或肾气丸。有怒火者，宜用八味逍遥散。勿用风药。外涂藜芦膏。

9. 流注

流为行，注为住。或结块，或漫肿，皆因素有痰火，或外感风寒，邪气流行，至其痰注之处而发；或内伤郁怒，以致痰火骤发；或内伤房室，阴虚阳气凑袭，逆于肉理而成；或内伤劳役、饮食搏动而发；或跌仆闪挫，一时气逆血凝而成；或产后恶露未净，复被感伤凝注。多生于四肢，或胸、腹、腰、臀关节之处。

初起，宜葱熨法；实者，用十六味流气饮、败毒散；痰痛便秘者，宜用古半硝丸；虚者，宜用二陈四物汤、托里益气汤、不换金正气散、六君子汤加川芎、当归，补中益气汤加木香、枳壳。令流注自溃、自消。若溃久不敛者，纵有表邪，也只能托里为主，宜用十全大补汤、人参养荣汤、补中益气汤、托里抑青汤、托里益气汤、八味丸，佐以豆豉饼、琥珀膏祛散寒邪，补接阳气。脓成，用火针破；内有脓管，用药线腐。

10. 瘰疬

瘰疬，又名蛇瘴，烟瘴地面多有之。先作点而后露肉，四畔若牛唇黑硬，小者如粟如豆，剧者如梅如李；发无定处，或臂或臀，或口齿，或肚脐，多见手指、足趾间；赤、黑、青、白，色变无常；根深入肌，走臂游肿，毒血流注，贯串筋脉，烂肉见骨，出血极多，令人串痛、狂言。痛入于心即死，突出于肾者亦为死证。

多因感受恶风，入于脉理，或烟瘴地面，伤寒疟后，及感触蛇毒所致。二十以后，四十以前，均因积伤之毒入胃，壅聚而成；四十以后，六十以前，为血闭不行，壅热积血而得。

治宜宣毒行血，用瓜蒌根酒煎，入乳香、没药、五灵脂、皂刺等分，以下其毒，再用清心行血之剂。如是蛇毒，用赤足蜈蚣效果最好，再下来是雄黄、白芷；或蜡矾丸，冷酒入麝香送下。外用荆芥、白芷、川椒、葱白煎汤，入盐，等汤晾温，自手臂上烫下，每日三次。瘰疬毒气走肿所至处，宜紧系之。自手发者，毒走至心；自足发者，毒走至肾，为难治之证。各有小红筋，寻其筋之住处，灸三炷即可治愈。经云，在指则截，在肉则割。毒气入心入腹，使人烦躁、呕嗳、昏闷，或疮出青水秽汁者，肾虚，死亡将至。痛疽开一寸，则一寸引风，非必风入于其中。风邪袭虚，则肉烂透骨，恶血横流，宜南星、半夏、白芷梢，最能去风，可以频敷。

11. 暑热疮

多因暑热扰心神，热邪逼汗，溃而成疮，遍身或出脓血，赤烂如火。

治用南星、半夏、黄连、黄柏各一钱，五倍子、黄丹各五分，为末干掺。如痒，加枯矾、雄黄。常服黄连阿胶丸以清心。热汗浸渍成疮，痒痛不止，用黄芪、当归、防风、荆芥穗、地骨皮、木通各二钱，白矾一两，共研为末，每次用药一两，水三大碗，煎五六沸，滤去药渣，稍热淋洗患处，拭干避风，短时间即可见效。轻者只用腊雪水和蛤粉敷贴。

12. 痱痤疮

因汗出见湿而生，轻者状如撒粟，用青蒿煎汤洗之，或枣叶亦好。重者热汗浸渍，匝匝成疮，用绿豆、滑石各五钱为末，绵蘸扑之，摩破成疮，加黄柏、枣叶各五钱，片脑少许。冬月下虚，身触寒冷，血涩生疮，顽滞不知痛痒，内服升麻和气饮去大黄，外用木香、槟榔、硫黄、吴茱萸、姜黄、麝香为末，麻油调搽。

13. 寒冷疮

冻疮先痒后痛，然后肿破出血，黄水流不止，用雄雉鸡脑一枚，捣烂，黄蜡各等分，清油减半，放于慢火上熬成膏，去渣涂，经久不愈者也有效。还可以用生附子末，面调涂之。手足折裂作痛，用清油五钱，慢火煎沸，入黄蜡一块，再熬溶，入水粉、五倍子末各少量，熬成紫色。先以热水泡手足，火上烘干，后用药敷，用纸贴，疼痛立刻就会停止，入水也不脱落。或桐油膏涂也效好。

14. 手足皲

先用百沸汤泡洗，皮软拭干，然后用沥青二两，黄蜡一两，共熬匀敷之，或用五倍子末，用牛骨髓调后用瓷罐收贮，埋地中七天后取出填入皲中即可治愈。

15. 蜗疮

蜗疮，生于手足间，相对如新茱萸，痒痛折裂，搔则黄汁淋沥，有孔如蜗，久而生虫。用杏仁、乳香各三钱，硫黄、轻粉各一钱半，为末，用麻油三钱，入黄蜡五钱溶化，入前末煎搅成膏，去火毒，瓷器收用。还可以用燕窠裹抱子处土，为末干掺。先用白芷、大腹皮煎汤洗净，然后敷药。

16. 手瘭疮

生满颊项，发如豆梅，痒而多汁，延蔓两耳内外湿烂，如浸淫疮之状。先用桑寄生、桑根皮各一握，白芷、黄连各少量，煎汤用棉花蘸洗，等恶血出尽后擦拭干，再用皂荚、麻竹箨，均煅烧存性，黄柏、黄连、樟叶、白芷各等分为末，麻油调搽，效佳，忌醋。手瘭疮，用皂角、枯矾、轻粉、黄柏、黄连末敷贴。小儿胎疹，头生红饼疮，先用生艾、白芷、大腹皮、葱白煎汤洗净拭干，再用生蓝叶、生艾叶，入蜜捣膏敷贴，也治疗恶疮。

17. 浸淫疮

初生甚小，先痒后痛，汁出浸淫，湿烂肌肉，延至遍身。若从口发出，流散四肢者轻；从四肢发生，然后入口者重。用苦楝根晒干，烧存性为末，猪脂调敷，湿则干掺；先用苦参、大腹皮煎汤洗。

18. 白蛇缠疮

有头尾，俨似蛇形。初起宜于七寸上隔蒜灸，用醋调雄黄末敷贴，用酒调服之；或用万病解毒丹、蜡矾丸，外涂内服。

19. 汤火疮

汤泡火烧疮，初时宜强忍痛，急向火炙，不要用冷物熨，否则热不能出便烂入筋骨。后用寒水石七两，黄柏、黄连、黄芩、山栀、大黄、赤石脂各一两，严重的需加少许冰片末，酒调或鸭子清调敷。

20. 肥疮

小儿肥疮，用松香末，纸卷成条，香油浸燃，滴油搽，或用猪爪烧灰，麻油调搽。

21. 疣疮

如鱼鳞痣、千日疮一样，多生手足，又名悔气疮。初起宜艾灸，剩余的均可脱落。

22. 漆疮

因见生漆中毒，面痒而肿，绕眼微赤，痒处搔之随起痦癗，重者遍身如豆如杏，脓㺃作痛。用生蟹取黄，随疮大小遍敷之，或腊茶为末，麻油调搽，或柳叶（冬，用皮）煎汤洗之。

23. 竹木刺

竹木刺入肉拔不出者，单糯米膏敷贴，或用头垢，或蛴螬虫捣烂敷贴，均有效。

24. 折伤

折伤或坠跌打仆、倒压闪挫，使气血郁逆而皮不破，或金刃伤皮出血。外损筋骨者，可治；内损脏腑里膜及破阴子、耳后者，不可治。

未出血者，宜用苏木祛瘀，黄连降火，白术和中，三味用童便入酒煎服。在上者宜韭汁和粥食；在下者，可下。血冷则凝，不可饮冷水，引血入心即死亡。消瘀，宜用鸡鸣散、花蕊石散。顺气，宜用木香匀气散加童便、红曲或红酒。已出血者，急用阵王丹止血，先服补托药，而后消瘀，虚甚者不敢下。血虚者，宜用四物汤加穿山甲。气虚者，用苏木、人参、黄芪、当归、陈皮、甘草服半月，脉散渐收，方敢以煎药调下自然铜末一味，空心服之。如骨不碎折者，忌用。素体虚损甚者，紫河车丹去麝香。但损伤妙在补气血，或被寒冷者，先宜起寒。

折伤专主血论，非如六淫、七情，有在气在血之分。肝主血，不问何经所伤，恶血必归于肝，流于胁，郁于腹而作胀痛，或增寒热。实者，宜下之；虚者，用当归须散、复元活血汤调之，或十全大补汤加香附、陈皮、贝母等分，水煎服。凡损伤疮口忽干，毒攻腹内，恍惚烦闷，呕吐及已出血多，而又呕血不止者，为难治。初起呕吐者，用平胃散为末内服，外用姜汁调敷。破伤风浮肿者亦宜。初起吐血，用苏木煎汤，调古乌附汤或古蚌霜散。如恶血入肠胃，下血浊如瘀血者，用百草霜末，酒调服。如伤外肾，小便出血不通者，用五苓散。如命门脉和缓，关脉实者，纵伤重亦不死；命门虚促而脱者，伤虽浅但难治。凡血未出者，脉宜洪大，已出血者，脉忌洪大，此折伤脉要。敷药用单糯米膏、小曲散。定痛用乳香定痛散、夹骨法。折伤后为四气所侵，手足疼痛者，用应痛丸。

25. 破伤风

可因突然暴损破风袭；或诸疮汤洗艾灸，逼毒妄行；或疮口不合，贴膏留孔风袭；或热郁遍身白痂，疮口闭塞，气难通泄，传播经络，烧烁真气，是以寒热间作，甚则发痉，口㖞噤，角弓反张，时时欲死。用蝎梢饼，或三生饮加天麻末，每用一钱，用黑豆淋酒调服，化痰开关。风盛者，用二乌丸；风痰俱盛者，用古星风散；风痰虚者，用乌蛇散；血凝心神，昏闷者，单鹅翎煅烧灰存性，研为末，用酒调服一钱，服后为了助药势再饮酒一二杯。如血多痛甚者，用如圣散；手足战掉者，用朱砂指甲散、蛴螬酒。如头目青黑，额汗不流，眼小目瞪，身汗如油者，四逆不治。

六、内科病 🕊

（一）便秘

李梴对便秘的认识有独到之处。如其在"燥结"一节中，对便秘的论述，以歌赋为正文，以注文为补充，言语不多，但颇可补前人之不逮。

1. 界定便秘

关于便秘，前人仅谓"数日不大便"，而未明言其日数。李梴通过临床观察，结合前人对"数日"的认识，提出"一日一便为顺，三四日不便为秘，一日三四次为利"，对便秘的日数做了明确界定。

2. 辨明燥结

历代医家屡有名便秘为燥结者，但鲜有明辨燥、结之别者。李梴认为，燥、结有别，燥有风燥、热燥、火燥、气血虚燥之分，故燥系从病因病性而言；结为不通，是从病势病态而言。李梴进一步从治法上辨析二者之不同，并指出"燥属少阴津液不足，辛以润之；结属太阴有燥粪，苦以泻之"。

3. 详辨病因

关于便秘之病因，《诸病源候论》认为服食解散，由于散势不宣，热气积于肠胃可致大便难。危亦林亦曾认为，老人脾虚，若多服丹药，不能运化，积热于内，可致便秘。李梴在前人的基础上提出"有药石毒者，大小便闭，气胀如鼓者，三和散合三黄汤；饮食毒者，香连丸"的观点，第一次明确提出了药毒致病的概念。除药毒之外，李梴还提及"痰滞不通者，二陈汤加枳壳、槟榔"。此外，李梴还有一些其他的认识，为临床所得，颇为实用。如从有时无时以分辨虚实，即"燥结有时者，为实；无时者，为虚"；从昼夜以辨析气血之别，即"脉浮昼便难者，用陈皮、杏仁等分，蜜丸服；脉沉夜便难者，换桃仁"。

（二）胸痹心痛

1. 鉴别诊断

《医学入门》中对厥心痛与真心痛进行了鉴别，认为真心痛和厥心痛有邪犯心君、邪犯心包络之异，并且对厥心痛加以释名。书中说："真心痛，因内外邪犯心君，一日即死；厥心痛，因内外邪犯心之支络，或他脏邪犯心之支脉。谓之厥者，诸痛皆少阴、厥阴气逆上冲，又痛极则生厥也。"（《医学入门·卷七·治法》）厥心痛因邪犯心包络，痛时有手足厥冷而命名，证情较真心痛稍轻。此段论述被《证治汇补》《杂病源流犀烛》等清代一些医书所引用。

鉴于当时胃脘痛与心痛混淆不清的局面，李梴及时地对二者加以比较。如书中指出，"盖厥痛（即心痛）亦少，脾胃痛多。但心痛，因伤思虑；脾胃痛，因伤饮食……古方，实痛以黄连治心，山栀治胃；虚痛以参、归、小草治心，丁、砂、豆蔻治胃，亦未尝混"。李梴从发病概率、病因和治法用药等方面，对心痛与胃痛做了鉴别。

2. 病因病机

李梴将心痛的病因做了扩展，对心痛辨证细腻。书中提出了酒食停积可生热，如"热痛，内因酒食积热，痰郁发厥"；还提出了七情内伤，五志化火，逆犯心之胞络，可致心痛，如"厥心痛……或因七情者，始终是火"。李梴还总结了导致冷心痛的四种情况，"因形寒饮冷卧凉""肾气乘心""或肺寒乘心，痛则短气""或脾寒乘心"，可见其对寒凉因素导致心痛的形成有全面的把握。李梴首次指出，真心痛可由七情耗伤气血发展而来。其云："悸痛，内因七情，轻则怔忡惊悸，似痛非痛……重则两目赤黄，手足青至节，即真痛，不治。"李梴还认识到心痛尚存在医源性的原因，人为的误治可使心虚作痛，如"虚痛，按之暂止，或误服攻耗心气药多者"，治以酸枣仁汤、归脾汤。

3. 辨证治疗

《医学入门》中将心痛大致以寒热虚实辨证。症见背膂与心引痛，暴发手足厥逆，冷汗甲青，病因为寒邪致痛，治以姜附汤、三味玄胡散。手足虽冷而身热，甚则烦躁吐逆，额汗者为热痛，治疗用玄金散、三味川楝散、莎苈散；严重的用大承气汤，后服枳术丸。另外，诸经心痛引背，多属风冷；诸腑心痛，难以俯仰，呕泻，多属热。虚痛的辨别为其痛按之暂止，分心气虚、心血虚、气血俱虚。若心无血辅，用四物汤去地黄加干姜；心气不足，宜用六君子汤加肉桂；气血俱虚，宜用归术散。实痛多由于素有瘀热顽痰，或因恼怒而发，治疗用栀萸丸，木香、槟榔煎汤下，或香棱丸。

（三）腹痛

李梴将杂病分为外感和内伤两大类，将腹痛划归为外感寒类病证之列，但在其他病证中也可以见到腹痛的症状。如外感病证中，风类的头痛、痹风，寒类的霍乱，暑类的疟、痢，湿类的泄泻、鼓胀（虫积胀）、赤白浊，火类的胁痛、淋、小便不通；内伤病证中的伤食、积聚、蛊瘅，气类的气滞，血类的吐血，痰类的呕吐，虚类的厥、痨瘵、诸虫等。

1. 治疗腹痛的穴位

李梴总结了历代主治腹痛的穴位和导引等方法，并提出了足三里是治疗腹痛的有效穴位，详细介绍了导引治疗腹痛的具体方法。他首先指出，导引可用于治疗虚损，气血运行不畅。有火者开目，无火者闭目；无汗者闭气，有汗者不必闭气。欲气上行以治耳目口齿之病，则屈身；欲气下行以通大、小二便及健足胫，则偃身；欲气达于四肢，则宜侧身；欲引头病，则仰头；欲引腰脚病，则仰足十趾；欲引胸中病，挽足十趾；欲引臂病，则挽臂；欲去腹中寒热、积聚诸痛及中寒身热，皆闭气满腹，偃卧亦可为之。病在头胸者，枕高七寸；病在心下者，枕高四寸；病在脐下者，去枕。他还指出，足三里专治腹痛。《医学入门·卷一·附杂病穴法》云："腹痛轻者，只针三里。"另外，在《医学入门·卷一·经穴起止》中，指出了鱼际、温溜、不容、天枢、足三里、上巨虚、下巨虚、太白、地机、小海、听宫、督俞、脾俞、胃俞、志室、合阳、承山、昆仑、太溪、照海、四满、中注、肓俞、京门、带脉、五枢、居髎、大敦、太冲、中封、蠡沟、中都、阴包、曲骨、神阙、水分、下脘、巨阙、膀胱俞、内庭等多个穴位，均有治疗腹痛的功效。

2. 治疗腹痛的药物

李梴指出，自《内经》以来所沿用的"通则不痛，痛则不通"之说，正是芳香药物行气止痛，用于治疗痛证的原理所在。《医学入门·卷一·释方》云："妙香散：木香和气，麝香通气。经曰：通则不痛，痛则不通。香药之妙如此。"

李梴还列举了治疗腹痛的各类药物，如治风的羌活、升麻、白芷、藁本、白附子等，治热的黄芩、沙参、桑白皮、黄连、川楝子、食盐等，治湿的黄芪、青皮、木瓜、昆布、泽兰等，治燥的知母、阿胶、白芍等，治寒的缩砂、藿香、木香、沉香、艾叶等。并且列举了多种药食两用之品，如米谷类的糯米、淡豆豉、蜂蜜、葱白、大蒜、竹笋、茶茗、大枣、藕等，兽类的狗肉、鹿肉等，禽类的乌雄鸡、鹳鹤等，虫鱼类的鲤鱼、青鱼等。

3. 腹痛治疗大要

（1）判断病因

李梴指出，腹痛部位不同，其病因也不尽相同。另外，他还总结了腹痛死证的特征。书中云："大腹痛，多食积外邪；脐腹痛，多积热痰火；小腹痛，多癖血及痰与溺涩；脐下卒大痛，人中黑者，中恶客忤，不治。"

（2）辨证特点

李梴提出了腹痛阴阳辨证的特点。阴证腹痛，以喜按，痛势绵绵为特征；阳证腹痛，以腹中发热，或便秘，时痛时止为特征。如书中云："阴证，满腹牵痛，自利或呕，喜按少食，绵绵不减，宜温之。阳证，腹中觉热，甚则大便闭涩，胀满怕按，时痛时止，宜下之。"

（3）分类证治

李梴用浅显易懂的歌谣，来描述腹痛的分类与辨证特点，并提出具体的治疗方药。如寒痛绵绵热不常之寒证腹痛可分为：寒气客于血分，气郁满痛，甚怕按；寒气客于肠胃募原，血络急引皮痛，按之则气血散而痛止；寒气客于肝经则胁肋与小腹或阴股引痛；寒气客于小肠募原之间，则血气凝聚成积而痛；寒气客于小肠，则腹痛而泄；寒气客胃，则腹痛而呕。寻常外感寒卒痛。

治疗时如腹痛吐利，喜热熨者为感寒，治以五积散加吴茱萸、煨葱、木瓜，或藿香正气散加木香，以辛温除寒。风邪腹痛用桂枝汤加芍药，或胃风汤加木香。暑邪腹痛用香薷散加生姜、陈壁土、红蓼、木瓜，或五苓散；湿邪腹痛用除湿汤，或香苏散加苍术、枳壳；积热腹痛，时痛时止，痛处热，便闭喜冷，宜四顺清凉饮、大承气汤、三黄丸。老人腹痛用麻子仁丸。

食积郁结，肠胃作痛，得大便后则减，宜平胃散加消导药，或保和丸、枳术丸、红丸子调之，或木香槟榔丸、大黄备急丸、神保丸、如意丹下之。

湿痰阻滞，必小便不利，或二便俱不利而腹痛，宜芎术散。痰火痛肠鸣者，二陈汤加黄芩、黄连、山栀。如怒火攻冲，痛无定处、定时者，加香附、芍药、青皮。粪结肠鸣作痛不大便者，大黄备急丸之类通之。

虫证腹痛，肚大青筋，往来绞痛，痛定能食，发作有时，用乌梅丸、化虫丸治疗。

因情志失调而致腹痛，伴心胸痞闷，或胁背不舒为特征。虚者用七气汤、木香匀气散、木香化滞汤，实者用三和散、分心气饮。

脾胃虚弱，隐隐冷痛，不思饮食，人参养胃汤加肉桂、吴茱萸、木香。

素气虚夹痰者，用六君子汤加苍术。

瘀血，痛有常处，用四物汤去地黄，加桃仁、大黄、红花。血虚郁火而痛者，用四物汤倍芍药，加炒干姜。凡痛多属血涩，通用芍药甘草汤为主，恶寒而痛属脾肾，加肉桂；恶热而痛属脾胃，加黄芩；脉缓，加桂枝；脉涩，加当归；脉迟，加干姜；脐下痛，加熟地。注意芍药酸收，实痛不宜。

虚宜辛温消散，用烧脾散、蟠葱散、丁香脾积丸。果系沉寒痼冷，小腹下痛者，酒煮当归丸。

腹痛脉弦急，木克土也，小建中汤加当归。脉沉细，水侮土也，用理中汤。如脉缓，腹痛自利，米谷不化者，平胃散加肉桂、吴茱萸。胃气下陷者，加升麻、柴胡、苍术。有积者，加山楂、麦芽、枳实、黄连、木香。上热下寒之腹痛呕吐，用黄连汤。

（四）呃逆

李梴对呃逆病证做了简要的总结，尤其在病名方面，他认为呃逆与哕不同，为"气入之声"。

1. 依脉诊断

在《医学入门·卷一·杂病脉法》中，李梴云："呃逆甚危，浮缓乃宜，弦急必死，结代促微。弦急，木克土也。结代促微，元气衰也。"说明呃逆在疾病的过程中出现，若脉仍浮缓则是好的表现，若脉弦急则可能是病情转坏的表现，为死脉，脉结代促微则为元气衰弱的表现。

2. 治法简洁

李梴治疗呃逆时，从其善用丁香、柿蒂及选用二陈汤，可以了解到其治法在于降逆。至于他药的运用，则遵前人的用法。李梴针对呃逆的特殊用药为，"柿蒂，涩。主呃逆呕哕，单煮服之。一云，凡使，须极小柿蒂，故谓之丁香柿蒂。柿实皮甘，补脾厚胃涩肠，和米粉蒸糕，与小儿食之妙""呃逆加丁香、柿蒂""呃逆加木香"。

《医学入门·卷六·通用古方诗括》中论述,"丁香二陈汤藿香,柿蒂二陈汤茹参,二方倍用生姜汁,呃逆吞之不作声"。也就是说,李梴治疗呃逆用二陈汤为主方加减,分别组成"丁香二陈汤藿香"和"柿蒂二陈汤茹参",而服用这两方需倍用生姜汁调服。在"杂病用药赋"中,他提出了治疗呃逆的五首方剂,分别为治疗胃虚的倍陈汤,治疗胃寒的增半汤、丁香柿蒂散,治疗气虚的十味小柴胡汤,治疗胃冷的三香散。倍陈汤:陈皮四钱,人参二钱,甘草四分,水煎服,治胃虚呃逆有效。增半汤:藿香二钱,半夏汤泡炒黄三钱半,人参、丁香皮各一钱半,姜七片煎服;治胃中寒,停痰留饮,呕吐呃逆。十味小柴胡汤:人参、黄芩、柴胡、干姜、山栀各七分半,白术、防风、半夏、甘草各五分,五味子九粒,姜煎服;治气虚不足呃逆。丁香柿蒂散:丁香、柿蒂、人参、茯苓、橘皮、良姜、半夏各一两,生姜一两半,甘草三分,为末,每服三钱,水煎乘热顿服,或用此药调苏合香丸服亦妙;治吐利及病后胃中虚寒呃逆,至七八声相连,收气不回者难治。三香散:沉香、紫苏、白豆蔻各等分,为细末,每服五七分,柿蒂煎汤调下;治胃冷呃逆,经久不止。

李梴认为,小儿痘证出现呃逆者为胃寒,处以"盐炒吴茱萸一钱,丁香五分,水煎服"。在"治病奇穴"篇中,李梴提出一个治疗呃逆的穴位,即"膏肓,主阳气亏弱,诸虚痼冷,梦遗,上气呃逆,膈噎,狂惑忘误百病"。

(五)痹证

李梴对痹证的认识颇为深刻,主要体现在其对痹证的病因与治疗的认识上。

1. 治痹当识气血痰

痹证初起强硬作痛者,宜疏风豁痰;沉重者,宜流湿行气。李梴立行湿流气散，主治风寒湿气痹证，身如夹板，麻木不仁，或手足酸软，药用苍术、羌活、防风、川乌各一两，苡仁二两，云苓一两半。该方以羌活、防风祛风胜湿，苍术、苡仁、云苓健脾除湿，川乌散寒，全方令风寒湿俱去。病久须分气血虚实、痰瘀多少治之。气虚痹者，关节不充，一身如从水中出，阳虚阴胜也，四君子汤加肉桂、附子。血虚痹者，皮肤不仁，黄芪建中汤去饴糖，加肉桂，凡男女诸虚不足，喘气食少，关节酸痛，阳气不足者，最宜服之。夹血瘀者，桃红四物汤加竹沥、姜汁；夹痰者，手足麻痹、眩晕、多睡，二陈汤加竹沥、姜汁。治湿痰水饮，姜汁常为捷药，不可小视。肾精不足者，髓少筋弱，冻栗挛急，宜地仙汤、十全大补汤。通用五痹汤等方脾肾双补，气血并补。

2. 麻木属气虚痰瘀

痹之麻木，有因虚而风寒湿三气乘之，麻木并作者；有气血俱虚，只麻不木者。盖麻虽不知痛痒，尚觉气微流行，在手多兼风湿，在足多兼寒湿。木则不知痛痒，气亦不流。麻为气虚，木为痰瘀阻滞，二者均致经络凝滞，血脉不贯，故而不仁，或兼虚火则肌肉瞤动，不可误作风治。周身掣痛麻木不仁者，谓之周痹，乃肝气不行也，宜先汗后补气固表，用补气汤，白芍、陈皮各一钱半，黄芪、甘草各一钱，泽泻五分，水煎温服。皮肤间麻木者，睁眼麻木渐退，闭眼麻木加甚，昼减夜甚，为阳衰阴甚，非有风邪，法当补肺气，泻阴火与湿，通行经络，用东垣升阳和中汤化裁，食远水煎热服。手足麻木属气虚者，补中益气汤去当归、陈皮，加五味子、白芍、甘草；虚甚夹风者，用补中益气汤加乌药、附子、羌活、防风、天麻。十指麻木、胃有湿痰死血者，二陈汤加苍术、白术、桃仁、红花，少佐附子以行经。左手脚腿偏麻疼痛，右口角并眼牵引侧视者，表有风也，天麻黄芪汤主之，天麻、白芍、神曲、羌活、云苓各三分，人参、黄连各四分，当归五分，黄芪、甘草、升麻、干葛、黄柏、苍术各六分，泽泻七

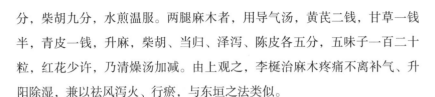

分，柴胡九分，水煎温服。两腿麻木者，用导气汤，黄芪二钱，甘草一钱半，青皮一钱，升麻、柴胡、当归、泽泻、陈皮各五分，五味子一百二十粒，红花少许，乃清燥汤加减。由上观之，李梴治麻木疼痛不离补气、升阳除湿，兼以祛风泻火、行瘀，与东垣之法类似。

3. 治痹还需分新久

痹为风寒湿三气侵入而成，但是外邪非气血虚则不能入。皮、脉、肌、筋、骨各以其时，感受风寒湿邪，各成其痹。风湿之邪多侵乎上，上半身疼痛、麻木；寒湿多侵乎下，腿脚肿胀疼痛；若上下俱得，则身如板夹，脚如石坠，俱分风寒湿多少治之。风寒湿三邪交侵，在皮则顽不自觉，遇寒则急，遇热则纵，应乎肺，则气喘烦满。在脉则血滞，六脉涩紧，面无色，应乎心，则心烦上气、嗌干善噫。在肌肉则四肢不仁，应乎脾，则怠惰呕吐。在筋则屈而不伸，应乎肝，则夜卧多惊，溺涩，小腹痛。在骨则不能举，尻以代踵，脊以代头，应乎肾，久而不痛不仁者，难治。

久久不愈，五痹复感三邪，入五脏，卧不起床，食少泻多，亦如中风入脏者死。虽痹证乃邪乘虚而入，但新病不可骤用人参、黄芪、当归、地黄等补剂，否则气血滞而邪郁经络不散。

初病风多者，李梴常用乌药顺气散、三痹汤、单豨莶丸、越婢汤等。乌药顺气散主男女一切风气攻注，肢节疼麻瘫痪，言语不利，药用乌药、陈皮各一钱，麻黄一钱半，枳壳、僵蚕、川芎、白芷、甘草各五分，干姜二分半，姜葱煎服。寒多者，五积散加天麻、附子。五积散治寒湿客于经络，腰脚酸痛，药用苍术七分，干姜、厚朴各四分，麻黄、陈皮各六分，枳壳五分，白芷、川芎、芍药、甘草、云苓、当归、肉桂各三分，半夏二分，桔梗一分半，姜葱煎服。寒湿更重者，五积散加人参败毒散治之，以加强祛风除湿扶正之功。湿多者，用川芎茯苓汤、羌活胜湿汤治之，湿多气虚者用防己黄芪汤，风多走窜疼痛者加麻黄、苡仁、乌头，热多赤肿者加黄芩、黄柏，寒多掣痛者加肉桂、附子及羌活，湿多重浊者加云苓、苍术、干姜。湿热为病，肢节烦疼，肩背沉重，胸膈不利，遍身疼痛，足胫肿痛者，当归拈痛汤主之。若下肢湿热麻痹，疼痛痿软，足心如火热者，以三妙丸空心姜汤送下，兼气虚者补气，血虚者补血，痛甚加姜汁，用之神效。气血凝滞经络，臂痛不举，以及诸痛用针灸不效者，可用舒经汤。姜黄五钱，当归、甘草、海桐皮、白术各二钱半，赤芍、羌活各二钱，姜煎，磨入沉香汁少许服之，腰以上痛先食后药，腰下者食前服。

4. 大虚之痹有良方

气血两亏，双足痿软不能行动、久卧于床者，李梴用鹿角霜丸，药用鹿角霜一斤，炙黄芪、人参、白术、云苓、酒当归、熟地、酒芍、补骨脂、苍术、杜仲各二两，川芎、肉桂、茴香、羌活、独活、槟榔、附子（童便煨）各一两，川乌、肉苁蓉、防风、乌药、续断各两半，牛膝、木瓜各半两，木香二钱，甘草五钱。研极细末，酒丸梧子大，空心米汤送下百丸。本方脾肾阴阳并补，兼以祛风除湿通络，标本兼顾。养血壮筋健步丸亦主治此证，药用黄芪、人参、白术、苍术、山药、五味子、补骨脂、酒芍、熟地、枸杞、牛膝、菟丝子、酒当归、杜仲、龟板、虎骨、黄柏、防风、羌活、汉防己、猪脊髓，做蜜丸服之。前方偏于益气温阳、散寒养血，后方偏于补气养血、生精益髓。如肾气衰惫、风湿流注、疼痛无力者，用地仙丹补肾气、止痹痛，药用川椒、附子、乌药、赤小豆、骨碎补、草薢、南星、牛膝、何首乌、白术、云苓、川乌、甘草、狗脊、人参、地龙、木鳖子、黄芪，酒糊为丸。

5. 痹证外治有良方

李梴除了用内治法治痹，还精于外治法治疗。如擦痹法（蓖麻子三两，活地龙七条，甘草、甘遂各一两，麝香一钱，共捣烂于瓷器内筑实，密封。临用，先将葱、姜各一两捣烂包患处，次用姜汁化此药一鸡子黄大，擦患处半时久，日三次，二三年者效，妇人尤神）。又有肾气虚弱，肝脾不足，风寒湿停于腿膝，经络阻滞，变成脚痹疼痛者，当和荣卫、通经络，治用蒸法。药用川椒一把，葱三大茎，盐一把，麦麸四五升许，酒一盏。用醋拌湿，炒令极热，摊于褥下，将患腿放于褥上，盖被取汗，约半时辰将药取下，人仍卧褥上一两个时辰，不能吹风，起床后保暖，取效较速。

李梴治痹经验丰富，将痹分为多证，每证皆有主方，又精通外治法，其经验有较大的临床实用性，值得进一步探讨和学习。

（六）痞满

《医学入门》中，对痞满病证进行了歌赋与论述相结合的阐述。其歌赋合之为以下六句：痞满先分便易难，外感半表同伤寒；杂病食壅兼养血，痰火气郁利膈间；中虚如刺瘀碍阻，王道消补总可安。李梴对痞满病证的阐述主要有以下几点。

以大便之难易来区分痞满之虚实。大便易而利者为虚，大便难而闭者为实。外感邪气，经误下后，胸脘满而不痛者为痞满，治同伤寒，宜和解。对于杂病之痞满，或因食积，或因下之太过，伤及脾胃之阴，胸中之气下陷，滞于胸脘，郁而为痞，治宜理脾胃，并加血药调之。李梴认为，若纯用气药疏导，则会更使宗气不降，痞满愈甚，甚则变成中满鼓胀。因痞证多涉血分，故宜养阴调血。李梴之方，除二陈、枳术、理中之类，还在"中虚如刺瘀碍阻"下列出了部分理血方剂，如犀角地黄汤、四物二陈汤等。

对于痞满因痰火而致者，有各种病因偏重的不同，有痰滞者，有火盛者，有湿热盛者，有久病而虚者。

对于中虚而痞者，李梴辨析甚详。如中虚痞滞，如饥如刺者，用六君子汤加香附、砂仁。内伤劳倦，清气下陷而虚痞者，用补中益气汤加味。食已而痞者，用平补枳术丸。停饮中寒者，用枳实理中丸。瘀血结成窠囊，而心下痞者，用桃仁、红花、香附、大黄等分为末，酒调服利之，或犀角地黄汤。血虚夹火，遇劳则发，心下不快者，用四物二陈汤加桔梗、瓜蒌降之。气血俱虚者，枳实消痞丸。

王道者，以补为主，消补兼施，不轻易用吐下之法。李梴承前贤之论述，从病家体质的差异讨论药物的去取。如肥人多痰湿者，加苍术、砂仁、滑石，倍茯苓、半夏；瘦人多郁热中焦，加枳实、黄连、干葛、升麻；禀受素实，面苍骨露者，加枳壳、黄连、青皮、厚朴；素虚者，加白术、山楂、麦芽、陈皮；误下阴虚者，去茯苓、半夏，加人参、白术、升麻、柴胡、枳实以升胃气，更合四物汤以济阴血。诸如此类，所述甚详。

（七）中风

李梴对中风的认识颇为深刻。其在《医学入门》中，详列《巢氏病源》《格致余论》《局方发挥》《丹溪心法》等书的相关论述。

1. 病因病机

风为百病长，善行数变，为卒中昏倒，为㖞视㖞僻，为搐搦反张，或为寒中，或为热中，或为疠风。入阳经则狂，入阴经则癫，入皮肤则痒，入筋则挛急，入骨节则疼痛，入肉分与卫气相搏则不仁，与荣气相搏则半身不遂，入经瘫痪，入络肤顽，入腑即不识人，入脏即舌强吐沫，夹热则痿缓，夹寒则拘挛，夹湿则肿满。有真中者，有兼中、似中者。阳病身热，阴病身凉。

2. 治疗

（1）口眼㖞斜语话难

风邪初入反缓，正气反急，牵引口眼㖞斜，或左或右。急掐人中，拔顶发，灸耳垂珠粟米大艾三五壮。外用南星、草乌各一两，白及一钱，僵蚕七枚，为末，姜汁调涂喝处，正即洗去。内用正舌药，白附子、僵蚕、全蝎等分为末，酒调服二钱。

不语的原因很多，有风中心脾者，资寿解语汤；有风中心经者，小续命汤去桂、附加菖蒲；有痰塞心窍者，导痰汤加菖蒲、人参、竹茹，或黄芩、黄连；有舌本强硬，语言不正者，用蝎稍二钱半，茯苓一两，薄荷二两，为末，酒调服二钱，或擦牙尤妙。又有风热壅者，有血虚气虚者，有肾虚及老人忽言不出者，十全大补汤去桂，加菖蒲、远志。

（2）痰塞喉中不语

卒倒歪斜，不语名风喑，身软有汗者生，汗不出身直者死。痰由水化制火，闭塞心窍不语。热者，凉隔散加黄连，或牛黄清心丸；虚者，星香散、三生饮、导痰汤、小省风汤。

（3）半身不遂四肢瘫

其证身体无痛，缓则四肢不举，急则一身皆仰，或左瘫右痪，或一臂不随，时复转移一臂。治以驱风化痰，调气养血为主，用换骨丹、黑虎丹、神仙飞步丹。有脾实者，膏粱之疾，非肝肾虚痿，用搜风顺气丸；有脾虚者，用十全大补汤、独活寄生汤、万宝回春汤。

（4）中腑

手足拘挛，或中身前、身后、身侧，可治。脉浮有表，面见五色，恶寒，宜小续命汤或排风汤，风从汗散，意即通因通用。如脉浮不语者，用防风、黄芪煎水一担，置床下，熏入鼻中，良久能言进药。

（5）中脏

中脏之络者，口眼俱闭，可治。如入脏深者，心绝口开，肝绝眼闭，脾绝手散，肺绝痰如拽锯、鼾睡，肾绝遗尿，或大吐大泻，下血吐血者皆死，宜三化汤、搜风顺气丸、麻子仁丸。凡攻里，忌龙脑、麝香、牛黄引风入骨，芫花、甘遂损伤气血。如汗多尿少者，忌渗利，荣竭无以制火，烦热愈甚，候热退汗止，小便自利。

（八）痢疾

1. 病因病机

李梴认为，痢疾因为湿、火、气血阻滞所致。血因火动，湿多成泻，火伤气分则气郁，自大肠滞下为白；火伤血分则血瘀，从小肠渗下为赤；气血俱伤，则赤白相兼。其因有外感暑湿，内伤酒面，炙煿消烁，或七情气郁，而为火之实者；有外感寒湿，内伤生冷，硬物积滞，或房欲损伤精血，而为火之虚者，皆令肠胃黏滞，久积成毒。

2. 治疗

初起发热恶寒，头疼身痛，带表证也。热者，九味羌活汤；寒者，不换金正气散。烦渴多暑，薷苓汤、六一散、梅蜜饮。虚者，钱氏白术散。呕吐有寒热者，属半表，柴苓汤。顽痰在膈者，芩连二陈汤加防风、桔梗芦探吐。胃火冲上者，清六丸。毒滞上攻者，平胃散加黄连、木香、槟榔。虚呕食少者，四君子汤加陈皮、厚朴、麦门冬、竹茹，或温六丸。日久阴虚者，八物汤合二陈汤加枳实、桔梗。呕吐全不食者，谓之噤口，胃火甚也，大虚大热，香连丸加莲肉各一半为末，米饮下；又人参四钱，姜炒黄连二钱，浓煎，终日细细呷之，如吐再服，但一呷下咽便开。有毒熏心肺者，败毒散加莲肉、陈米，或单莲肉留心为末，每二钱，陈皮煎汤下；外用大田螺二个，入麝少许，捣碎敷脐中，以太乙膏贴之，引热下行。间有过服利药及脾胃虚者，参苓白术散去山药，加菖蒲。

见里急、腹痛、后重坠者，多因火性急速传下，或化或不化，食物瘀秽欲出，而气反滞住，所以欲便不便，腹痛窘迫，拘急大肠，重而下坠，甚则肛门作痛，宜木香、槟榔通气，大黄降火，黄芩、黄连解毒，当归、白芍和血，枳壳、陈皮行滞。经云：和血则便脓自愈，行气则后重自除。间有虚火者，人参、白术、当归、川芎补之。寒凝者，干姜、肉桂温之。

痢疾分热赤紫黑寒白清治疗。偏热纯赤见暑证，轻者，黄芩汤；重者，导滞汤；日久，黄连阿胶汤。热积紫黑色者，为有瘀血，腹痛后重异常，桃仁承气汤下之；或因误温以致血瘀者，犀角地黄汤加黄连、大黄，或加味清六丸；日久，地榆散、单苦参丸、黄连阿胶丸。寒痢白如鸭溏，肠鸣痛坠不甚，不换金正气散加乌梅、陈米，或熟料五积散。肢冷便清，古姜附汤、理中汤；日久，黄连补肠汤。冷热不调，赤白各半，古姜墨丸。或乍结乍涩，似痛非痛，古萸连丸。

下痢如豆汁样为湿痢。伴见腹胀身重，或赤黑混浊，为危证，用当归和血散、升阳除湿防风汤、升阳益胃汤、除湿汤、猪苓汤、戊己丸。

下痢色青为风痢。恶风鼻塞身痛，色青，或纯下清水，用古苍防汤、神术散。青色带白者，为风寒，用五积散。带红者，用胃风汤。青绿杂色，属风火湿，以及五色俱下者，为脾胃食积及四气相并而作，古萸连丸救之。

气痢，去如蟹渤，拘急独甚，用流气饮子、古萸连丸、六磨汤。热者，解毒汤加知母、枳壳，或木香槟榔丸；冷者，木香匀气散、煮黄丸；小便闭者，五苓散；久不止者，气痢丸。

积痢，色黄或如鱼汤浆，腹胀痛恶食者，保和丸；急痛，神保丸。一切酒食积聚，或黄或赤，通玄二八丹。伤酒甚，酒蒸黄连丸。伤水夹腹胀痛者，温六丸；体实者，导水丸。

虚痢，困倦，谷食难化，腹微痛，或大痛，并无努责。血虚淡红，通玄二八丹；日久，四物汤加升麻、香附、侧柏叶。房劳伤精血成毒，用肾气丸。虚痨夹痢者，用香连猪肚丸。凡痢经下后，痛坠不减，虚坐努责及久不愈者，为阴血虚，胃风汤去桂加熟地主之。气虚色白，如鼻涕冻胶，用四君子汤、理中汤，俱补中益气加木香、肉桂、厚朴、茯苓等散风邪，分水道，开胃脘。日久者，用补中益气汤。虚甚，厥逆脉微者，用四顺散、黑锡丹。滑痢不禁，甚则脱肛，血分用四物汤加人参、白术、地榆、樗白皮，气分者用真人养脏汤、大断下丸、灵砂苍榆汤。

休息痢，经年月不瘥，有过服凉药，以致气血虚者，八物汤加陈皮、阿胶、黄芩、黄连少许，或十全大补汤；脾胃虚者，用补中益气汤、参苓白术散；肾虚者，用四神丸、赤石脂丸。有误服涩药，余毒不散者，古芩术汤、神效丸、六神丸。有积者，用通玄二八丹。积消毒散，脾胃已和，气血将复，然后用百中散以止之。

（九）水肿

1. 病位在脾肾肺

李梴指出，水肿的病位在脾、肾、肺。其云"湿热变化总属脾""下注肾经阴跗肿""上升气喘肺孤危"。脾病水流为湿，火炎为热，久则湿热郁滞，经络尽皆浊腐之气，津液与血亦化为水。初起目下微肿如卧蚕，及至水浮膜外，则为肤胀，流下焦则为跗肿，手按随手而起，如裹水之状，以指画之成字者，名燥水，不成字者，名湿水。有按之作水声者，为气虚不能宣泄，久成水癥。

肾主水，脾病则不化饮食滋肾水，肾精损削，而湿热下注，阴跗独肿者有之，甚则泛滥遍体无归，必脾土实而后足以收摄邪水，肾气归元。金生水，脾病则肺金失养，肺气孤危，而失降下之，令渗道不通，且湿热浊气上升。

2. 治疗当分阴阳

阳水，多是外因涉水冒雨，或兼风寒、暑气，而见阳证；阴水，多内因饮水及茶酒过多，或饥饱、劳役、房欲，而见阴证。阳水，先肿上体，肩背手膊，属手三阳经；阴水，先肿下体，腰腹胫跗，属足三阴经。

阳水治与水证、湿证不同。治疗大法：腰以上肿，宜汗；腰以下肿，宜下。表证喘咳，小青龙汤、越婢汤、古麻甘汤、桂枝苦酒汤；里证腹肿胁硬，十枣汤、泽泻汤、泽泻牡蛎汤、导水丸、三花神佑丸、浚川丸、布海丸。但下时应当分轻重，若年衰久病及虚者，黄米丸；初起只宜上下分消其湿，五苓散用桂枝，合六一散，加橘皮、木香、槟榔、生姜煎服；或单山栀丸，木香、白术煎汤下。兼黄者，用茵陈五苓散。

阴水治宜补脾土以复运化之常，清心火降肺金。若中寒者，温补则气暖，而小便自通；气陷者，升提则阳举而阴自降，用补中气，六君子汤加木香；泻者，用参苓白术散、升阳除湿防风汤；呕者，用赤茯苓汤；中寒者，用玄武汤、实脾散；夹食积者，用紧皮丸、千金养脾丸；夹湿热者，用中满分消汤（丸）；湿甚者，用退黄丸。虚甚气陷，口无味者，用六君子汤加升麻、柴胡以提之，复元丹，切忌淡渗。肾虚，腰重脚肿湿热者，用加味八味丸、滋肾丸；阳虚小便不利者，用古沉附汤；二便俱利者，用术附汤、复元丹。

久病喘咳、疟痢，或误服凉药以致肿者，为危证，俱宜补脾为主。大概夹喘者，分气紫苏饮、五皮饮；久痢者，加味八味丸；久疟者，退黄丸。产后肿，必大补气血，用八物汤加苍术、陈皮、半夏、香附。有热，加麦门冬、黄芩；气不顺，加木香、砂仁；怀胎气遏水道肿者，去半夏加紫苏、大腹皮。饮食无阻者，虽然不用吃药，而既产自消。

3. 治疗禁忌及兼症治疗

凡阳水，宜辛寒散结行气，苦寒泻火燥湿。阴水，宜苦温燥脾或辛热导气。极忌甘药助湿作满，尤忌针刺。

治疗水肿可通用二陈汤去甘草，加苍术、白术为君，佐以猪苓、泽泻、山栀消湿热，麦门冬、黄芩为使，清肺制肝。腹胀，加厚朴；泄泻，加肉豆蔻；喘急，加桑白皮、杏仁；气壅，加香附；食积，加山楂、麦芽；阳水便闭，加甘遂少许；阴水气弱，加人参；风肿，加羌活、防风、白芷；夏月，加香薷；寒，加姜、桂；气肿，加萝卜子、枳壳；出血，加当归、白芍；痰，加贝母；上肿，加紫苏；下肿，加防己、木瓜；阴囊肿，加小茴香、木香；外肾如石引胁痛，加巴戟天。太阳肿证，加藁本、赤小豆；少阳，加芫花、雄黄、木通；阳明，加茯苓、椒目；太阴，加甘遂、葶苈；少阴，加泽泻、连翘、巴戟天；厥阴，加大戟、吴茱萸。

（十）鼓胀

1. 病证分虚实

鼓胀，中空外坚，有似于鼓。称为蛊者，若虫侵蚀之义。虚胀，阴寒为邪，吐利不食，时胀时减，按之则陷而软；实胀，阳热为邪，身热咽干，常胀内痛，按之不陷而硬。大概肥人气虚多寒湿，瘦人血虚多湿热。

2. 病位在脾胃

脾居中，能升心肺之阳，降肝肾之阴。若内伤、外感，脾阴受伤，痰饮结聚，饮食之精华不能敷布上归于肺，下注膀胱，故浊气在下，化为血瘀，郁久为热，热化成湿，湿热相搏，遂成鼓胀。

3. 辨证论治

李梴认为，鼓胀的病因有外感寒郁、内伤气滞、食胀、虫积、瘀血，应根据病因分别施治。

外感风寒，传至阳明，大实大满者，承气汤。寻常感风胀者，用升麻葛根汤加苍术，或升麻胃风汤；感寒胀者，用不换金正气散加槟榔、枳壳、干姜；风寒两感胀者，用五积散；暑胀，二便不利者，用香薷散加滑石、枳壳、黄连；二便利者，用六和汤；湿胀，腰重或呕者用除湿汤，泻者用三白汤。

七情郁塞气道，升降失常，腹胀大而四肢多瘦，用四七汤、七气汤、四炒枳壳丸。因怒伤肝胜脾者，痞满喘急，用平肝饮子，严重者用当归龙荟丸，虚者用禹余粮丸；因怒伤肝乘肺传大肠者，腹鸣气走有声，二便或闭或溏，用六君子汤加苏子、大腹皮、木香、草果、厚朴、枳实；便闭者，用三和散、四磨汤；忧思气郁者，用木香化滞汤、木香枳术丸、温胆汤、退热清气汤；恐伤肾，精气怯却不上升，而下焦胀者，用补中益气汤加木香、槟榔、补骨脂。

因食肉果菜不化，曰食胀。初起多寒湿，自利不食，胃苓汤加山楂、麦芽，或人参养胃汤加香附、砂仁；甚者，治中汤加丁香，或厚朴、附子二味煎服；久则湿热乘脾，大便干燥者，用保和丸。伤肉者，黄连、阿魏等分，醋浸蒸饼为丸，或三补丸，用香附、山楂煎汤下；伤杂果者，用古桂香丸，或盐汤探吐；膏粱厚味，大便闭者，用大承气汤加桂或厚朴汤；积热者，用牵牛丸；虚者，用木香槟榔丸、滋肾丸。因谷食不化者，称为谷胀。朝阳盛能食，暮阳衰不能食者，大异香散、五膈宽中散。湿热者，用古黄连丸、清膈苍莎丸，俱谷芽煎汤下，或单鸡醴散。

虫积胀，腹痛，善食茶盐之物，用千金散、雷公丸。小儿，用使君子丸；大人，虚者，用木香槟榔丸、灵槟散、化虫丸。积块癥瘕，心腹坚硬，咳嗽不眠者，广术溃坚汤、保安丸、红丸子。轻者，枳术丸、龟甲丸。

瘀血鼓胀，便黑，多跌仆及产后所致，用人参芎归汤、散血消肿汤。

（十一）胁痛

1. 胁痛宜分虚实

李梴认为，胁痛当分清虚实，左肝阳血阴，右肺阴气阳。肝气实性胁痛，则手足烦躁不安卧，用小柴胡汤加川芎、当归、白芍、苍术、青皮、龙胆草，或单黄连丸。肝血虚性胁痛，则痛悠悠不止，耳目眊聩，善惊恐，用四物汤加柴胡稍，或五积散去麻黄，加青木香、青皮。虚甚成损，胁下常一点痛不止者，称为干胁痛，用八物汤加木香、青皮、桂心，有火去桂加山栀，或吴茱萸水炒黄连。

2. 病因病机论治

（1）情志不畅

大怒气逆及谋虑不决，或外感风邪，均可令肝火动甚，胁痛难忍，用古萸连丸、当归龙荟丸；轻者，小柴胡汤加黄连、牡蛎、枳壳。瘀血必阻滞肝经，夜痛或午后发，用小柴胡汤合四物汤，加桃仁、红花、乳香、没药；痛甚者，用古枳芎散。便坚黑者，用桃仁承气汤，或泻青丸。皮痛吐血者，为热伤肝，用小柴胡汤加川芎、当归、生地。外用韭菜熨胁及琥珀膏贴。

（2）食积

食积致胁下如杠，梗起一条作痛，用神保丸，枳实煎汤下，轻者用保和丸。

（3）痰饮

痰饮流注肝经，喘咳引痛者，二陈汤加南星、苍术、川芎、柴胡、白芥子，或入青黛少许，姜汁二匙。痰甚者，用控涎丹。如胸背胁痛，喘急妨闷者，用瓜蒌实丸。饮水停滞胁下，如捶痛者，用浓煎葱白汤调枳壳煮散。甚者，用伤寒水证治法。

（4）内伤七情

内伤七情凝滞，如有物刺痛，气促呕吐者，分气紫苏饮、流气饮子、调中顺气丸。郁气夹食，连乳痛者，用推气散、盐煎散。悲哀伤者，用枳壳煮散、四味枳实散、一块气丸。素有郁者，用越曲丸。

（5）湿热

湿热盛则两胁痛，用当归龙荟丸，诸胁痛皆效。痛不可舒伸者，用此丸二钱半，加姜黄、桃仁各五钱，蜜丸或煎服。

同时，李梴指出，胁痛两三年不愈，为痰瘀结成积块。肝积肥气，肺积息贲，发作有时，虽皆肝木有余，不可峻攻，宜枳术丸加官桂、陈皮、桔梗、甘草，蜜丸服，或复元通圣散。

（十二）腰痛

1. 病位在肾

腰为肾之候，一身所持以转移开辟。诸经贯于肾，而络于腰脊，虽外感、内伤种种不同，必肾虚而后邪能凑之，故不可纯用凉药，亦不可纯用人参、黄芪补气。

2. 病因病机论治

（1）寒邪阻滞

暴痛不能转侧，如寒伤肾者，遇天寒发，连背拘挛，脉沉弦紧，五积散加吴茱萸、杜仲、桃仁。痛甚，加黑牵牛少许；肢厥者，用古姜附汤；连肩背者，用通气防风汤、摩腰丹，屈伸导法。

（2）湿邪壅滞

久处卑湿，雨露侵淫，为湿所着，腰重如石，冷如冰，喜热物熨，不渴便利，饮食如故，用肾着汤加附子。停水沉重，小便不利，用五苓散、渗湿汤。腰重痛，用单角茴散。久不已，单牛膝浸酒服，青娥丸加萆薢。湿兼热者，长夏暑湿相搏，或因膏粱成湿热者亦同。实者，二炒苍柏散加柴胡、防风煎服；虚者，七味苍柏散；溺赤者，五苓散、清燥汤、健步丸。

（3）风邪外袭

风伤肾，腰痛左右无常，牵连脚膝强急，不可俯仰以顾。风热，败毒散加杜仲。二便闭者，甘豆汤加续断、天麻。风虚，小续命汤加桃仁，或乌药顺气散加五加皮。风夹寒湿者，五积交加散，用全蝎炒过，去蝎，独活寄生汤、羌活胜湿汤、加味龙虎散，或单威灵仙为末，酒调服。

（4）内伤情志

失志则心血不旺，不参摄养筋脉，腰间郁郁膨胀不伸，人虚羸面黑，不能久立远行，七气汤倍茯苓，加沉香、乳香少许。虚者，当心肾俱补，人参养荣汤加杜仲、牛膝。

五脏取气于谷，脾者肾之仓廪。忧思伤脾，则胃气不行，腰痛连腹胁胀满，肉痹不仁，沉香降气汤、木香匀气散。饮食难化者，用异香散。宗筋聚于阴器，肝者肾之同系。怒伤肝，则诸筋纵弛，腰痛连胁，用聚香饮子、调肝散。七情夹外感有表者，用人参顺气散、乌药顺气散、枳甘散加葱白。通用七香丸、青木香丸、立安丸。

（5）湿痰流注

湿痰流注经络，背胁疼痛，脉滑者，二陈汤加南星、苍术、黄柏。风加麻黄、防风、羌活，寒加姜、桂、附子、控涎丹。大便泄者，用龟樗丸。食积，因醉饱入房，湿热乘虚入肾，以致腰痛，难以俯仰，四物二陈汤加麦芽、神曲、葛花、砂仁、杜仲、黄柏、官桂、枳、梗。痛甚者，速效散。积聚者，加味龙虎散。湿热者，七味苍柏散、清燥汤。

（6）闪锉跌坠

闪锉跌坠堕，以致血瘀腰痛，日轻夜重，宜行血顺气。实者，用桃仁承气汤，或大黄、生姜等分，水浸一宿，五鼓服之。久者，用补阴丸加桃仁、红花，或五积散去麻黄，加茴香、木香、槟榔。连胁痛者，用复元通圣散加木香。

（7）劳力伤肾

劳力伤肾者，黄芪建中汤加当归、杜仲，或四物汤加知母、黄柏、五味子、杜仲，吞大补阴丸。热者，独活汤。劳心者，梦授天王补心丹，杜仲煎汤服。

（8）房欲伤肾

房欲伤肾，精血不足养筋，阴虚悠悠痛不能举者，杜仲丸、补阴丸。阳虚腰软，不能运用者，九味安肾丸加杜仲、鹿茸，百倍丸，八味丸加鹿茸、木瓜、当归、续断，或煨肾丸、猪肾酒。

（十三）咳嗽

1. 咳嗽须分痰与声

咳嗽须分痰与声，痰声俱有肺脾经。咳因气动为声，嗽是血化为痰，肺气动则咳，脾湿动则嗽，脾肺俱动，则咳嗽俱作。然以肺为主，故多言咳，则包嗽在其中。实者痰稠声且重，虚者声利痰亦清。

2. 咳嗽应分外感内伤

（1）外感咳嗽

风乘肺，咳则鼻寒声重，口干喉痒，语末竟而咳，参苏饮加桑白皮、杏仁，或柴胡半夏汤，后用诸咳丸。如久咳、夜咳、冬咳，风入肺窍者，宜熏之。

寒乘肺，咳则胸紧声哑，二陈汤加麻黄、杏仁，或苏沉九宝饮、华盖散、单生姜丸。

有寒热者，小柴胡汤。又有一种，遇寒则咳者，谓之寒暄，为寒包热，解表则除，枳梗汤加麻黄、防风、杏仁、陈皮、紫苏、木通、黄芩。如风寒郁热夜咳者，三拗汤加知母、黄芩。暑乘肺，咳则口燥声嘶吐沫，六一散加辰砂，见血者用枇杷叶散。

湿乘肺，咳则身重，骨节烦疼洒淅，五苓散、不换金正气散。大概春气上升，润肺抑肝；夏火上炎，清金降火；秋湿热甚，清热泻湿；冬风寒重，解表行痰。

（2）内伤咳嗽

火咳，声多痰少。五更咳多者，食积湿热，火流肺中，泻白散加知母，或古二母散。

上半午咳多者，胃有实火，单石膏丸加知母、贝母；便闭喘渴痰稠者，用凉膈散、败毒散、古芩半丸。下半午咳多者，阴虚，四物汤合二陈汤，加知母、黄柏、麦门冬，顺而下之。如阴虚火燥，寒热盗汗，遗精见血者，四物汤加竹沥，或滋阴降火汤、加味二母丸。黄昏咳多者，火浮于肺，润肺丸以敛之，不可纯用凉药。通用二陈汤去半夏，加贝母、瓜蒌、青黛、山栀、黄芩、桑白皮。

郁咳，即火咳久者。干咳无痰，为肾水焦枯，邪火独炎于肺，泻白散加苦梗。久者，用诃黎丸；虚者，用肾气丸；不得志者，用霞天膏；如肺燥，皮枯疮痒，便闭者，活血润燥生津饮。

劳咳，五劳虚咳。疲极伤肝，咳而左胁疼引小腹者，二陈汤加川芎、当归、芍药、青皮、柴胡、草龙胆、黄芩、竹茹，或黄芪建中汤；劳神伤心，咳而咽干咯血者，劫劳散、梦授天王补心丹；劳倦伤脾，咳而气短无力者，调中益气汤、补中益气汤；叫呼伤肺，咳而呕吐白沫、口燥声嘶者，润肺丸、人参清肺饮；房劳伤肾，咳而腰背痛，寒热者，二陈芎归汤。

食咳，因食积生痰，痰气冲胸、腹满者，二陈汤加厚朴、山楂、麦芽；伤生冷，以致肺胃不清，嗳酸吐泻，恶风寒者，五积散、理中汤、异功散；伤煎炒热物者，葶苈散，或三补丸加知母、贝母；伤酒食积者，香附瓜蒌青黛丸。七情，脏气不平则咳，久不已则入六腑。怒伤肝咳，两胁下满，入胆则吐苦汁；喜伤心咳，心痛咽肿，入小肠则咳与气俱失；思伤脾咳，右胁引肩背痛，甚则不可以动，入胃则呕吐痰沫长虫；忧伤肺咳，喘息唾血，入大肠则遗粪；恐伤肾咳，唾涎，腰背引痛，入膀胱则遗尿，入三焦则腹满不欲食。始则关于肺，终则聚于胃也，宜二陈汤加瓜蒌仁、萝卜子，加味泻白散、参苏饮、四七汤、苏子降气汤、团参饮子、古橘甘散、古橘姜丸、加减三奇汤选用。

3. 治分新久求其本

新咳，有痰者，外感随时解散；无痰者，便是火热，只宜清之。久咳，有痰者，燥脾化痰；无痰者，清金降火。外感久则郁热，内伤久则火炎，俱宜开郁润燥。其又有七情气逆者，则以枳壳、香附顺气为先；停水宿食者，则以南星、槟榔分导为要。气血虚者，补之、敛之。如果不治本，而一味用马兜铃、粟壳等涩剂，反容易导致久治不愈。

李椪

后世影响

李梴，江西南丰人，曾行医于江南、福建两省，声望甚高，临床经验丰富。其所著《医学入门》一书，简单易懂，不仅汇集了各家学说，而且阐明了自己的独特见解。该书对医学之普及做出了巨大的贡献。《医学入门》一经问世，即受到历代医家重视，成为一部很有影响的中医名著。

一、历代评价

李梴在《医学入门》一书中，详细阐述了内、外、妇、儿及本草、针灸等内容，其学术思想对后世影响很大。现代编撰的辞书中对其评价颇高。

马继兴编撰的《中医大辞典·医史文献分册》载："李梴，字健斋，明代江西南丰人。著有《医学入门》一书，论述外感、内伤、杂病及临床各科疾病，简要易懂；对于习医规格论述较详，对于医学普及有一定促进作用。但过于强调'医出于儒'，认为学医必先通儒理等，未免失之过偏。""《医学入门》，综合性医书，刊于1575年。该书以《医经小学》为蓝本，参考诸家学说编撰而成。内容包括医学略论、经穴图说、经络、脏腑、诊法、针灸、本草、外感病、内伤病、内科杂病、妇人病、小儿病、外科病、各科用药及急救方等。正文为歌赋，加注文以补充说明。文章除引录各家学说外，并附己见，是一部较有影响的医学门径书。"

王啸山的《中医大辞典·内科学分册》中，摘录了其对多种内科病的认识。如摘录李梴对霍乱病机和症状的认识："三焦水谷道路，邪在上焦，吐而不利；邪在下焦，利而不吐；邪在中焦，上吐下利。病因为饮食不节，清浊相干，阴阳乖隔，经者止曰吐利，重者挥霍扰乱，乃曰霍乱。""但此疾夏秋为甚……标因外感四气，或日间感热，夜间受寒冷，或内素郁热，外又感寒，一时阴阳错乱。"对于厥证，《中医大辞典·内科学分册》中说："《医学入门》在总结前人经验的基础上，结合临床实际，对厥证的理论不断充实、完善和系统化，提出了气、血、痰、食、暑、尸、酒、蛔等厥，并以此作为辨证分型的主要依据来指导临床治疗。"对于瘿病病因的认识，《医学入门》中指出，"原因忧恚所致，故又名瘿气，今之所谓影囊者是也"。王啸山认为，李梴对便秘的认识有独到之处，言前人所未言。如书中对便秘的论述，以歌赋为正文，以注文为补充，虽言语不多，但颇可补前人之不逮，如界定便秘、辨明燥结等，尤其对便秘的病因阐述甚多，贡献最大，如李梴第一次明确提出了药毒致病的概念，以及首次提到了痰邪为患而致便秘。此外，李梴的一些其他认识也颇切实用，如从有时无时以分辨虚实，"燥结有时者，为实；无时者，为虚"；从昼夜以辨析气血之别，"脉浮昼便难者，用陈皮、杏仁等分，蜜丸服；脉沉夜便难者，换桃仁"。李梴还对厥心痛与真心痛进行了鉴别，认为真心痛和厥心痛有邪犯心君、邪犯心胞络之异，并且对厥心痛做了释名。如"真心痛，因内外邪犯心君，一日即死；厥心痛，因内外邪犯心之支络，或他脏邪犯心之支脉。谓之厥者，诸痛皆少阴、厥阴气逆上冲，又痛极则生厥也"。此段论述被《证治汇补》《杂病源流犀烛》等清代一些医书引用。在腹痛章节中李梴将杂病分为外感和内伤两大类，将腹痛划归为外感寒类病证之列，李梴还总结了历代主治腹痛的穴位和导引等方法，并提出了足三里是治疗腹痛的有效穴位。李梴指出，腹痛部位不同，其病因也不尽相同。另外，他还总结了腹痛死证的特征，如"大腹痛多食积外邪；脐腹痛多积热痰火；小腹痛多瘀血及痰与溺涩；脐下卒大痛，人中黑者，中恶客忤，不治"等。

二、后世发挥 🐦

李梴的"脏腑相通论",指导于临床,每每获效。后世对于"脏腑相通论"应用发挥较多。现举若干现代验案如下:

(一)心胆相通

根据李梴的心胆相通理论,若临床见有痰湿内阻之心悸怔忡、失眠、自汗、寐劣多梦、心烦、惊恐、神志虚弱、舌淡脉细;或痰热内扰之烦热、口渴,甚则躁而神昏、舌红脉数者,均可以运用温胆汤予以治疗。以下是以心胆相通理论指导诊治的验案。

验案:薛某,女,38岁,农民,1998年11月26日初诊。夜寐中,由于邻居失火,突然被惊叫声惊醒,旋而不寐,嗣后,经常心悸不寐,迄今3个月,其病不愈反增。目前症状:头晕目眩,精神恍惚,心中烦躁,若懊恼状,饮食减少,身体虚弱,喜静恶躁,触事易惊,善太息,夜寐多梦联翩,小便偏黄,大便偏燥,脉象弦数无力,舌质红嫩,苔薄黄。辨证治疗:症由惊恐得之,心胆气怯,加之忧思过度,伤及肝肾,阴液暗耗,而相火妄动,治以镇惊安神、养阴清热为法。方以酸枣仁汤合栀子豉汤加减。处方:生酸枣仁60g,知母20g,茯苓25g,川芎10g,牡蛎30g,龙齿30g,栀子10g,豆豉10g,白芍15g。上9味,水煮2遍,取汁2碗,今晚、明早分温服之,忌食辛辣食品。上方服用20余剂,症愈。

对心与胆在生理、病机及治疗上密切相关的问题,李梴已有一定认识,以上验案也提供了临床诊治的佐证。

(二)肝与大肠相通

肝主疏泄,大肠主传导,肝气之疏泄必须赖于大肠之传导,肝与大肠相通,经气感召,相辅相成,故治疗肝病必先疏通大肠,大肠病传导不利又必先疏泄肝气，肝气条达则传导畅通。所以肝病宜疏通大肠以行其郁结，大肠病如痢证、肠风、秘结、便毒等，皆宜平肝和血润肠以助其疏泄。

验案：王某，男，52岁，工人，1999年12月26日初诊。饮酒无度，又加肝气怫郁，初觉胸胁胀闷，旋即两目发黄，波及周身，身热口苦，烦躁干呕，不欲饮食，小便色黄，大便秘结，脉象弦数，舌红苔黄腻。辨证治疗：酒客多夹湿热，又加肝气之郁，湿热熏蒸，阻于中焦，胆汁外溢，故发生黄疸。治以疏肝解郁，清泄湿热。方用茵陈蒿汤加味：茵陈30g，炒栀子10g，生大黄5g，黄芩10g，大青叶25g，茯苓15g，车前子30g（布包），炒枳壳15g，生甘草5g，水煎服。连服2剂，下黑秽兼黏滞便，量小而不畅，症减未除，增大黄至10g，加槟榔10g，因势利导，又下大量秽浊粪便2次，其后一直保持大便通畅。服药30余剂，痊愈。

（三）脾与小肠相通

脾主运化水湿，敷布精微，又主统血。小肠主受盛水谷，分别清浊。二者一脏一腑，经气感召而相通，为气血生化之源。

验案：黄某，男，60岁，干部，2002年9月27日初诊。尿如米泔样已半年余，腰脊酸痛，曾在某医院诊断为乳糜尿。尿常规检查：蛋白（+++），红细胞（++），脓细胞（+）。经用青霉素、链霉素等治疗数月，终未得愈，转来中医治疗。目前，小便浑浊如米泔，积如膏糊，小便时尿道略有灼热感，腰脊痛楚，转侧不利，倦怠乏力，脉弦细，舌质淡红，舌苔多白少黄。辨证治疗：脾肾气虚，湿热下注，固涩失职以致小便淋涩，清浊不分，尿如米泔。治以清利湿热，分清化浊。病来日久，湿热互滞尚盛，药不宜轻，可稍佐小补：萆薢30g，茯苓30g，黄柏10g，菖蒲15g，莲子心10g，山萸肉20g，芡实20g，白果20g，海螵蛸20g，生龙骨20g，生牡蛎20g，生地20g，熟地20g，菟丝子20g，白茅根30g。上药以水4杯，煮取 1 杯，药渣再煮，取汁 1 杯，每日分 2 次温服。忌食黏滑腥臭之品。上方稍加减，服 20 余剂，小便转清。尿检：蛋白（－），红细胞（－），诸多症状消失，饮食馨香，脉来冲和，病愈。

（四）肺与膀胱相通

李梴认为，肺与膀胱相通。肺可调节全身之气机，五脏六腑无不受其节制，卫气的运行靠肺气布于全身；肺又为"水之上源"，可布津液、下输膀胱。故肺与膀胱以经气感召相通。临床伤寒、温病、外邪袭表，若发散不已，邪气易伤害肺气，可发病咳喘，或下入膀胱引发膀胱蓄水。现代临床所用的桂枝汤、桂枝加杏子厚朴汤、大小青龙汤、五苓散等，都体现了肺与膀胱同治。

验案：张某，男，17 岁，学生，2002 年 6 月 25 日初诊。初患感冒，汗出当风，遂病一身悉肿，而头面部尤甚，仍头痛咳嗽，关节酸痛，小便不利，口渴而不欲饮，舌苔白薄，脉象浮数。辨证治疗：汗出当风，水湿渍于肌表而病浮肿。肺气失于宣散，故仍头痛咳嗽，关节酸痛。肺主通调水道，下输膀胱，肺病则水停，水停则小便不利。本病属《金匮》之"风水"证。治以宣肺清热，发越水气，方用越婢汤加味。生麻黄9g，杏仁12g，生石膏24g，桑叶12g，薄荷叶6g，鲜荷叶边1角，净连翘12g，蝉衣9g，木通6g，水煎服。服药1剂，身即汗出，小便通利，一身浮肿而退大半，咳嗽、头痛、身热均减。二三剂减麻黄为3g，服后一身悉肿尽退，惟咳嗽减而未除，再与杏仁、石膏、桔梗、前胡等清肺止咳之品调理。

（五）肾与三焦相通

李梴认为，肾与三焦相通。肾主水，三焦主决渎，水道之通调全靠肾中之阳气蒸发，所以说肾与三焦以经气气化感召而相通。

验案：周某，男，69 岁，干部，2001 年 7 月 26 日初诊。糖尿病史 10

余年，肾气早衰，经常面浮跗肿。刻下全身浮肿，按之没指，下肢尤甚，腰背痛楚，但欲卧，不欲饮食，小腹寒冷，阴囊水肿如茄，精神疲倦，面色苍老，有时咳喘，大便溏薄，脉沉细无力，舌质淡白，苔薄白。辨证治疗：命门之火势微，无力温化脾阳，脾土愈虚又无力制水，以致水气泛滥，形成肿胀。水气上凌于肺而咳喘，小腹寒冷、阴囊肿大、面浮便溏等症无一不属脾肾体虚，三焦壅滞，决渎无权也。治当益火之源，急以利水消肿，若再迁延数日则殆也，方拟疏瀹肾气汤。熟地 30g，山萸肉 25g，炒山药 25g，泽泻 30g，茯苓 30g，杏仁 5g，麻黄 10g，炮附子 10g，甘草 10g，车前子 80g（包煮），生姜 10 片。服用近 40 剂。

三、国外流传

李梴的《医学入门》于江户时期传入日本，受到道三学派古林见宜（1959—1657）的重视。见宜之祖父佑村入明学医多年，归国后世代为医，至古林见宜又出曲直濑正纯之门，学丹溪之学，溯和气、丹波两派，攻张仲景、刘完素、李东垣之说，别成一家。与同门瑶正意建学舍于嵯峨，有门下生三千，医方大行于世。他经常研读《医学入门》，并为门下生讲解。常曰"习医不能无规格"，就是取李梴《习医规格》。弟子松下见林的《古林见宜传》谓："先生尝阅《医学入门》，以为医学广大宏博，无有津涯，故不知李梴《医学入门》取其急切需要者编纂之。初学者得此如无玩心，足以得入其门，庶几可得尽其医道，先生亲自纂集，要谷口正求大字缮写上梓，以便习诵。"本书在日本流传甚广，评价很高。时人谓不读一遍不足以为俗医，读一遍始可为小医，太医应以此为阶梯而登《素问》《难经》、本草大雅之堂。据今人中泉信行统计，江户时期至少翻刻有 6 种版本，其中亦有假名抄与谚解浅释之作。

综上所述，李梴是明代杰出的医学家，《医学入门》医文并茂，内容丰富，详细地论述了针灸、运气、经络、妇科、儿科、内科、外科等诸多内容，实用性强，对后世医家及日本汉医影响深远。李梴对诸多医学内容的理解及其学术思想、临证经验，值得我们进一步地研读和探讨。

李梴

参考文献

［1］马继兴，马堪温，李经纬，等.中医大辞典［M］.北京：人民卫生出版社，1981

［2］王啸山，严以平，肖敏材，等.中医大辞典·内科学分册［M］.北京：人民卫生出版社，1981

［3］明·李梴.医学入门［M］.北京：中国中医药出版社，1995

［4］杨卓寅.江西十大名医谱［J］.江西中医药，1986，2：45-46

［5］吴绍德.明代医家李梴的针灸学术思想和成就（二）［J］.上海针灸杂志，1986，5（4）：38-40

［6］蒋燕.浅谈李梴的"脏腑相通论"［J］.北京中医学院，1990，5：1-2

［7］卞兆祥，张作记.肺与膀胱相通初探［J］.辽宁中医杂志，1991，1：7-8

［8］经渠.江西历代针灸名医志略［J］.江西中医药，1991，4：6-8

［9］濮正琪.李梴《医学入门》初探［J］.江西中医药，1995，26（1）：2-5

［10］宋伟文，华捷.童便在历代中药炮制中的应用［J］.1995，26（1）：48-49

［11］李云英，吴艳华，陈海.中医古籍论鼻衄证治［J］.新中医，1996（9）：58-59

［12］张媚.胆腑与利胆［J］，河北中西医结合杂志，1996，5（1）：106

［13］孙加矿.黄柏炮制的历史沿革［J］.中医药信息，1996，5：29-30

［14］靳士英，靳朴.明代六部综合性医书的传日以及影响［J］.中华医史杂志，1999，29（3）：131-134

［15］翟双庆.论李梴《医学入门》脏腑论［J］.北京中医药大学学报，2001，24（3）：6-9

［16］王鹏.眩晕症防治方药的中医文献研究［D］.济南：山东中医药大学，2001：9

［17］李建国，王方元.三焦及其功用概论［J］.时珍国医国药，2002，13

　　（12）：755-756

［18］王熙国.食积咳嗽机理刍议［J］.实用中医药杂志，2002，18（8）：47

［19］张效霞.中医脏腑学说的文献研究［D］.济南：山东中医药大学，
　　2002：3

［20］余伟，闫记灵.李梴针灸学说的特点［J］.中国针灸，2003，23（1）：
　　61-62

［21］赵政.汗吐下针刺手法剖析与临床应用［J］.中国针灸，2003，23（5）：
　　301-302

［22］马骏.胸痹心痛病症的古代文献研究与学术源流探讨［D］.北京：北
　　京中医药大学，2003：6

［23］米德萍.针灸补泻的临床应用［J］.辽宁中医杂志，2005，32（4）：353

［24］王旭，吴爱华，刘雁.脏腑别通理论的源流和机理及其应用［J］.广
　　州中医药大学学报，2007，24（5）：427-429

［25］冯丽梅.医学地域化－明清吴中医家与新安医家的比较研究［D］.北
　　京：北京中医药大学，2007：5

［26］李铁，高颖，王富春.古代呼吸补泻针法对比分析［J］.亚太传统医
　　药，2007，5：5-7

［27］杨益.针灸预防保健思想发展脉络的研究［D］.北京：北京中医药大
　　学，2007：34

［28］张天佐.古代中医医德文献（言论篇）整理研究［D］.北京：北京中
　　医药大学，2007：5

［29］黄国能.痞满病证的古代文献研究与学术源流探讨［D］.北京：北京
　　中医药大学，2007：5

［30］万少菊.“旴江医学”印象［J］.中医药文化，2007，2：28-30

［31］杨丽娟.从古方看何首乌“乌发、生发”的应用中医药［J］.中医药

通报，2008，7（6）：39-40

［32］齐丽晶，侯丽辉，吴效科.论痰浊与带下病［J］.时珍国医国药，2008，19（2）：497-498

［33］陈媛，王宏刚.中医学"痰"的病因病机及治疗［J］.社区中医药，2008，10（23）：140

［34］艾相乾.李梴治痹经验浅析［J］.光明中医，2008，23（2）：149-151

［35］陈蕾蕾.浅析刘完素"三焦呕吐"论［J］.江苏中医药，2008，40（11）：17-18

［36］周丹，高颖.前轮"飞经走气"针法技术操作［J］.中国针灸，2008，38（3）：202-204

［37］于晓.胃脘病证的古今文献研究与学术源流探讨［D］.北京：北京中医药大学，2008：6

［38］张海鹏.便秘病证的古今文献研究与学术源流探讨［D］.北京：北京中医药大学，2008：6

［39］孔令青，李鸣镝.中医方剂"五子衍宗丸"组方的历史源流［J］.中国中医基础医学杂志，2009，15（1）：67-68

［40］罗玲娟，高振，哈木拉提，等."脑－肾轴"为命门说［J］.甘肃中医，2009，22（7）：30-32

［41］郑伟峰.明代医家针刺补泻手法文献研究［D］.长春：长春中医药大学，2009：62-63

［42］李永红.腹痛病证的古今文献研究与学术源流探讨［D］.北京：北京中医药大学，2009：6

［43］陈蕾蕾.呃逆病证的古今文献研究与学术源流探讨［D］.北京：北京中医药大学，2009：6

［44］林文雄.明代中医养生思想与方法研究［D］.南京：南京中医药大学，

2010：6

［45］武玉和，李铁，洪杰，等.明代医家苍龟探穴针法对比分析［J］.针灸临床杂志，2010，26（10）：61-63

［46］张全明.明代医家针刺补泻手法研究［D］.广州：广州中医药大学，2010：9

［47］孙松生，孙梅生.脏腑相通理论临床应用［J］.中国中医基础医学杂志，2010，16（8）：701-702

［48］王紫云，逢冰.心与胆相通机理探析［J］.四川中医，2011，29（1）：61-62

［49］刘建和.王行宽教授宁心定悸汤治验［J］.中医药导报，2011，17（9）：113-114

［50］曾庆琪.血精论治五法［J］.中医药导报，2011，17（9）：113-114

［51］张光明，樊卫国.中西医结合治疗术后肠梗阻临床分析［J］.中国医药科学，2011，1（20）：94

［52］瞿慧.明嘉靖至万历时期杂剧研究［D］.重庆：重庆工商大学，2011：5

［53］赵艳，庄乾竹，王贵生.明代方剂命名规律初探［J］.世界中西医结合杂志，2011，6（3）：242-243

汉晋唐医家（6名）

张仲景　王叔和　皇甫谧　杨上善　孙思邈　王　冰

宋金元医家（18名）

钱　乙　成无己　许叔微　刘　昉　刘完素　张元素

陈无择　张子和　李东垣　陈自明　严用和　王好古

杨士瀛　罗天益　王　珪　危亦林　朱丹溪　滑　寿

明代医家（25名）

楼　英　戴思恭　王　履　刘　纯　虞　抟　王　纶

汪　机　马　莳　薛　己　万密斋　周慎斋　李时珍

徐春甫　李　梴　龚廷贤　杨继洲　孙一奎　缪希雍

王肯堂　武之望　吴　崑　陈实功　张景岳　吴有性

李中梓

清代医家（46名）

喻　昌　傅　山　汪　昂　张志聪　张　璐　陈士铎

冯兆张　薛　雪　程国彭　李用粹　叶天士　王维德

王清任　柯　琴　尤在泾　徐灵胎　何梦瑶　吴　澄

黄庭镜　黄元御　顾世澄　高士宗　沈金鳌　赵学敏

黄宫绣　郑梅涧　俞根初　陈修园　高秉钧　吴鞠通

林珮琴　章虚谷　邹　澍　王旭高　费伯雄　吴师机

王孟英　石寿棠　陆懋修　马培之　郑钦安　雷　丰

柳宝诒　张聿青　唐容川　周学海

民国医家（7名）

张锡纯　何廉臣　陈伯坛　丁甘仁　曹颖甫　张山雷

恽铁樵